ÉTUDE

SUR LA

CIRRHOSE DU FOIE

A. PARENT, imprimeur de la Faculté de Médecine, rue M' le-Prince, 31

ÉTUDE

SUR LA

CIRRHOSE DU FOIE

PAR

Le Dr R.-E. DUPERRAY

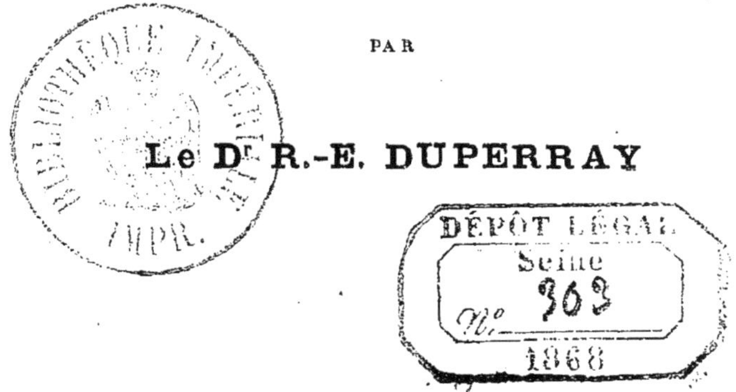

PARIS

ADRIEN DELAHAYE, LIBRAIRE-ÉDITEUR

PLACE DE L'ÉCOLE-DE-MÉDECINE

1868

ÉTUDE

SUR LA

CIRRHOSE DU FOIE

HISTORIQUE.

Les auteurs anciens avaient certainement observé l'affection qui fait l'objet de ce travail. Nous trouvons en effet, dans leurs travaux, des descriptions semblant se rapporter à la cirrhose du foie. Mais faut-il conclure de là qu'ils en aient eu une connaissance exacte, et qu'ils aient su la différencier des autres affections hépatiques. Nous ne le pensons pas, et nous nous rangeons à l'opinion de M. Gubler, qui, plus affirmatif encore, ne saurait voir dans ce qu'ils ont écrit, la preuve de la connaissance, même imparfaite, de ce genre d'altération. Ils confondaient, en effet, presque toutes les affections du foie et les comprenaient sous la même dénomination de squirrhe, d'induration du foie. Il nous faut arriver jusqu'à Morgagni pour trouver une description bien imparfaite, il est vrai, mais aussi bien évidente, du genre d'altération qui nous occupe en ce moment.

Cependant, désirant être aussi complet que nous le pourrons, nous donnerons ici ce que nous savons avoir été écrit par les médecins qui ont précédé Morgagni, pouvant se rapporter à notre sujet.

Erasistrate regardait les affections du foie comme cause de toutes les hydropisies.

Galien admit bien les lésions hépatiques comme cause fréquente d'hydropisie, mais reconnut aussi que cette dernière pouvait tenir à une autre cause.

Avicenne et *Fernel* de leur côté, acceptant les idées de Galien, reconnurent l'influence des excès de boissons sur la production de l'hydropisie, et signalèrent la gravité de l'ascite liée aux altérations hépatiques, ainsi que les hémorrhagies qui peuvent en être la conséquence.

Arétée (*De causis et signis morb.*, lib. I, cap. XIII) a donné la description d'une affection du foie ressemblant beaucoup à une cirrhose et qu'il désigne sous le nom de squirrhe. « Verum si a phlegmone hepar non suppu-« ratur nemini dubium fuerit, tumorem durum, subsi-« dentem in *schirum* mutari ac stabiliri. »

Bianchi (*Historia hepatica*, t. I) parle d'un foie sec, coriace, rapetissé, et donne à cette altération le nom de *marasmus hepatitis*. « Jecur deprehenditur prorsus aridum « coriacæum, in minimam molem retractum. »

Morgagni (*De sedibus et causis morborum*, ep. XXXVIII) raconte l'histoire d'un malade chez lequel on trouva un foie dur à l'extérieur et à l'intérieur, formé de tubercules coexistants avec un épanchement abdominal : « Principio « si abdominis latus sinistræ complectens, latus alterum « repetitis dextræ modicis ictibus impelleres, allisæ ad « sinistram aquæ fluctuationem percipiebas. Venter

« æquæ ex viridi flavo copiam habuit, quantum maxi
« mam præter omnem modum distensus habere potuit.
« *Jecur durum intus, extraque totum constans ex tubercu-*
« *lis, id est glandulosis lobulis evidentissimis et eviden-*
« *tissime distinctis ; nec tamen naturali majus.* »

On trouve encore dans Vésale (*Opera*, t. II, page 674)
l'histoire d'un légiste à l'autopsie duquel il trouva :
« Hepar totum candidum et multis tuberculosis asperum,
« tota anterior jecoris pars et universa sinistra sedes
« instar lapidis indurata erat. »

Nicolas Tulpius (*Observ. med.*, lib II, cap. xxxv,
page 153, et cap. xxxvi, p. 154) publia deux observations
d'altération hépatique, l'une chez un homme mort d'ascite, dont le foie était « aridum et retorridum, » l'autre
chez une femme morte histérique et hydropique, qui avait
un foie « atrum, exsuccum et instar corrigatii carii in se
« contractum, ut vix æquaret geminum pugnum. »

Baillie, enfin (*The morbid anatomy*, London, 1818), ainsi
que *Meckel* (*Handbruk der pathol. Anat.*, t. II, page 318),
en recueillirent plusieurs observations, et comme Morgagni et Vésale désignèrent l'induration granulée du foie
par le nom de tubercules.

C'est à Laënnec que revient l'honneur d'avoir reconnu
ce genre d'altération du foie, à laquelle il donna le nom
de cirrhose (de κιρρος, roux), à cause de la couleur jaune-
fauve sous laquelle le foie se présente ordinairement dans
cette affection. On trouvera quatre observations publiées
dans son *Traité d'auscultation médiate*, que nous repro-
duisons ici, avec les notes dont il les a accompagnées.

Observation Iʳᵉ. (Traité d'auscultation médiate, t. I, 2ᵉ partie, chap. V
obs. 25, p. 359, 1ʳᵉ édition.)

Pleurésie chronique du côté gauche avec ascite et maladie organique du foie.

« Le foie, réduit au tiers de son volume ordinaire, se trouvait pour
ainsi dire caché dans la région qu'il occupe ; sa surface externe,
légèrement mamelonnée et ridée, offrait une teinte gris-jaunâtre ;
incisé, il paraissait entièrement composé d'une multitude de petits
grains, de forme ronde et ovoïde, dont la grosseur variait depuis
celle d'un grain de millet jusqu'à celle d'un grain de chènevis ; ces
grains, faciles à séparer les uns des autres, ne laissaient entre eux
presque aucun intervalle dans lequel on pût distinguer encore quelque
reste du tissu propre du foie ; leur couleur fauve ou d'un jaune-roux,
tirant par endroits sur le verdâtre ; leur tissu assez humide, opaque,
était flasque au toucher plutôt que mou, et, en pressant les grains entre
les doigts, on n'en écrasait qu'une petite partie ; le reste offrait au tact
la sensation d'un morceau de cuir mou. »

Il ajoute en note : « Cette espèce de production est encore du nombre de celles que l'on confond sous le nom de squirrhe. Je crois devoir
la désigner sous le nom de cirrhose à cause de sa couleur. Son développement dans le foie est une des causes les plus communes de l'ascite, et a cela de particulier qu'à mesure que les cirrhoses se déve-
loppent, le tissu du foie est absorbé et finit souvent, comme chez ce
sujet, par disparaître entièrement, et que dans tous les cas, un foie
qui contient des cirrhoses perd de son volume, au lieu de s'accroître
d'autant. Cette espèce de production se développe aussi dans d'autres
organes et finit par se ramollir comme toutes les productions morbifiques. »

Obs. II. (Traité d'auscultation méd., t. I, 2ᵉ partie, chap. VIII,
obs. 29, p. 426.)

Masse tuberculeuse développée dans la plèvre.

« Le foie paraissait un peu gros. Son tissu, formé de grosses granulations jaunes, avait une consistance pâteuse, quoiqu'il fût très-diffi-
cile à déchirer ; sa surface était inégale et paraissait ratatinée ; il ne
graissait pas le scalpel. »

Oʙs. III. (Traité d'auscultation méd., t. Ier, 3e partie, chap. III,
obs. 36, p. 54.)

Apoplexie pulmonaire chez un sujet attaqué d'hypertrophie et de dilatation
du cœur.

« Le foie était comme ratatiné et offrait à sa surface convexe un
grand nombre de très-petites bosselures ; son parenchyme contenait
un très-grand nombre de petits corps d'un jaune pâle, gros comme des
pépins de pomme, bien séparés les uns des autres et entre lesquels le
parenchyme de l'organe offrait sa couleur et sa densité ordinaires. Les
plus grosses de ces productions semblaient formées par des squames
qui s'enveloppaient à peu près comme des feuilles de choux-pommé
ou de laitue. Le volume du foie, malgré ce grand nombre de petits
corps étrangers développés dans le tissu de ce viscère, était évidemment moindre qu'à l'état normal. »

Puis il ajoute en note : « Ceci est encore un exemple de cirrhoses.
Il ne faudrait pas croire d'après leur existence chez ce sujet que ce
genre de productions morbifiques ait le moindre rapport de dépen-
dance avec l'hémoptysie ou les maladies du cœur. Il n'y a ici que coïncidence de deux maladies étrangères l'une à l'autre. »

Oʙs. IV. (Loc. cit., t. II, 3e partie, chap. III, obs. 35.)

Apoplexie pulmonaire chez un sujet attaqué d'hypertrophie et de végétations
du cœur.

« Le foie, un peu ratatiné à sa surface, contenait des petits corps
d'un jaune-verdâtre, peu humides, comme flasques, dont le volume
réuni surpassait celui du tissu hépatique. Le volume total du foie était
cependant moindre que dans l'état naturel, eu égard à la taille du sujet. Il était un peu gorgé de sang. »

« Ceci est encore, ajoute-t-il en note, un exemple de cirrhoses. »

Laënnec considérait donc la cirrhose comme une
production morbide de nouvelle formation, pouvant se
développer aussi dans d'autres organes et finir par se ramollir. Aussi, avait-il admis deux états dans son évolution, un état de crudité et un état de ramollissement dans
lequel la masse était changée en un putrilage d'un brun

verdâtre inodore et un peu gluant. Il admettait, en outre, trois sortes de cirrhoses, suivant la disposition affectée par les granulations, cirrhoses en plaques, cirrhoses en masses, et cirrhoses en kystes. (*Dictionnaire* en 30, t. XIII, 2ᵉ édit, art. *Foie*, p. 211.)

L'opinion de Laënnec sur la nature de la cirrhose, d'abord acceptée, ne tarda pas à être combattue, et quelques années plus tard Boullànd, dans un mémoire présenté à l'Académie, démontra que la cirrhose n'était pas un produit morbide de nouvelle formation, mais bien « une dissociation des deux éléments naturels du foie, grains glanduleux et lacis vasculaire, dissociation évidente dans le premier degré. » Il faut dire qu'on admettait alors deux substances dans le foie, l'une rouge, vasculaire, l'autre jaune, sécrétante.

« Cette disgrégation, coutinue-t-il, dépend primitivement de l'augmentation d'étendue du lacis vasculaire, sous l'influence des congestions habituelles, dépendant elles-mêmes d'obstacles éloignés ou immédiats à la circulation du foie. Son dernier degré est dû à l'oblitération du même lacis vasculaire, de quelque cause qu'on veuille la faire dépendre, phlegmasie antécédente oblitérant les vaisseaux ou toute autre affection. Les masses jaunes ne sont que les granulations sécrétantes se désorganisant graduellement par l'effet de l'obtitération du lacis vasculaire et de l'obstacle à la circulation hépatique qui en resulte. La diminution de volume, l'atrophie, la flétrissure, la flaccidité du foie est due à l'oblitération de la circulation. » (*Mém. de la Société méd. d'émulation*, t. IX, 1826. *Consider. sur un point d'anat. path. du foie*, p. 170.)

La même année, Andral présenta à l'Académie de médecine un mémoire dans lequel il rapporte la cirrhose à l'atrophie de la substance rouge, coexistant avec l'hypertrophie de la substance blanche (substance jaune de Boulland). Il pense qu'en même temps que la substance blanche se developpe de manière à donner naissance aux granulations, la substance rouge peut rester dans son état naturel et qu'alors le foie est augmenté de volume. Dans d'autres cas, cette substance rouge s'atrophie complétement ou se transforme en tissu cellulaire ou cellulo-fibreux, d'où la diminution de volume et l'état de ratatinement du foie (*Traité d'anat. path.*, t. II, IIe partie, p. 583). Andral, comme Boulland, admettait deux substances dans le foie.

M. Cruveilhier, n'admettant plus qu'une seule substance dans le foie, donne une autre interprétation de la cirrhose : « La cirrhose, dit-il, consiste essentiellement dans l'atrophie du plus grand nombre des granulations du foie, et les granulations restantes, celles qui ont échappé à l'atrophie, s'hypertrophient comme pour suppléer celles qui sont atrophiées » (*Anath. path.*, t. III, p. 217, 1830).

Il se base, du reste, sur les cas de cirrhose dans lesquels il a trouvé le tissu du foie d'une couleur identique dans toute son étendue, pour prouver qu'il n'y a qu'une seule substance. « Plus de vestiges, dit-il, (*loc. cit.*, p. 213), de ces deux couleurs quelquéfois si tranchées qui ont fait admettre deux substances dans le foie; il n'y a bien évidemment qu'une seule coloration comme une seule substance, variable dans ses nuances, depuis la couleur jaune-serin, jusqu'à la couleur jaune-brun, mais uniforme dans toute la portion du foie qui a subi l'altération. »

En Angleterre *Kiernan* (*The Anat. and Physiol. of liver*) n'admettant, comme M. Cruveilhier, qu'une seule substance dans le foie, attribue les deux couleurs à différents degrés d'injection vasculaire des lobules, comme il dit l'avoir observé dans des injections artificielles qu'il a pratiquées.

Carswell, en Angleterre (*Path. anat. de l'atrophie*, 1833, 1838), ainsi que Hallmann en Allemagne (thèse inaugurale 1839 (*de Cirrhosi hepatitis*) reconnurent que la cirrhose était essentiellement constituée par un développement exagéré du tissu conjonctif interlobulaire du foie. Dans un second travail publié quelques mois plus tard (*C. Froriep's Notizen*, mai 1839), Hallmann signala le premier l'infiltration des cellules propres du foie et leur distension par de la graisse, phénomène dont il n'avait pas parlé dans son premier travail. Voici du reste comment il formule son opinion dans ce second travail : « Je pense, dit-il, que la diminution de volume qui distingue les dernières périodes de la cirrhose du foie est une suite de la compression que les lobules éprouvent de la part des tissus qui les entourent. C'est dans cette hypertrophie du tissu cellulaire que me paraît résider la principale modification de la cirrhose.

Quant aux corps jaunes, je les regarde comme étant cette partie des lobules, dans laquelle la sécrétion de la bile est encore le moins diminuée proportionnellement. »

Ce fut alors que Becquerel fit paraître sur la cirrhose un important mémoire (*Archives générales de médecine*, 1840, 3ᵉ serie, t. 7 et 8), dont on trouvera une excellente analyse par M. le professeur Monneret dans le *Compendium de médecine pratique*, t. IV, page 79; nous ne saurions mieux faire que d'en reproduire les conclusions ici :

1° La cirrhose reconnaît pour point de départ une hyperémie habituelle du foie soit active, soit mécanique, et peut par conséquent résulter des maladies du cœur, de l'emphysème, des tubercules pulmonaires qui amènent des congestions habituelles du foie.

2° La substance jaune ou tissu sécréteur, par suite de ces congestions, reçoit une quantité de sang anormale, laquelle finit par altérer les lobules. L'altération qu'ils subissent est en rapport avec les produits qui sont en présence, c'est-à-dire l'albumine et la fibrine du sang, lesquelles se déposent et s'organisent peu à peu dans la substance jaune du foie.

3° Le tissu jaune s'infiltre d'une matière plastique ou albumino-fibreuse, laquelle est jaunâtre, jouit des propriétés de la fibrine et de l'albumine de se coaguler et d'être fortement racornie par la chaleur. Cette matière est analogue aux pseudo-membranes des muqueuses et aux pseudo-membranes molles, albumineuses, blanchâtres que l'on rencontre dans les épanchements dans les séreuses.

4° De l'infiltration interstitielle de la partie centrale des lobules résulte l'hypertrophie de la substance jaune du foie, et de cette hypertrophie résulte d'abord la compression et plus tard l'atrophie de la substance rouge ou interlobulaire. De là résulte l'oblitération d'une grande partie des canaux les plus déliés des artères, des veines et des conduits biliaires qui s'y ramifient.

La matière plastique et albumineuse perd une partie de l'eau qu'elle contenait, se contracte, diminue de volume, en même temps que le petit organe qu'elle infiltre.

Ainsi donc la substance jaune, d'abord hypertrophiée s'atrophie ensuite, et les lobules altérés diminuent de volume. En même temps, le tissu rouge ou plutôt interlobulaire au milieu duquel se ramifient les vaisseaux de divers ordres n'existe plus.

Deux années plus tard *Rokitansky* (*Path. anat.* t. III, p. 134, 1842) donna au foie cirrhotique le nom de foie granuleux, et décrivit deux espèces de granulations pathologiques du foie, l'une produite par le développement morbide des conduits capillaires de la bile, l'autre par l'inflammation chronique du parenchyme de la glande. Il la fait dériver du Muscatnuss leber ou foie noix de muscade que l'on rencontre presque toujours chez les individus qui ont succombé à une affection cardiaque ancienne.

«L'état granuleux du foie, dit-il, se combine avec toutes les anomalies essentielles ou accidentielles que l'on trouve dans les granulations, soit qu'elles existent avant lui à différents degrés, soit qu'elles s'y ajoutent. Ces anomalies sont : l'hypertrophie, le Muscatnuss leber, la cirrhose, le talggehalt (foie sébacé) ou bien d'autres infiltrations, l'atrophie jaune aiguë, l'inflammation et peut-être d'autres maladies du foie. En particulier, l'état granuleux du foie provenant d'une maladie essentielle, par exemple la cirrhose proprement dite où toute anomalie accidentelle. »

Muller 1843 (*Muller's Arch.*, p. 343), comme Hallmann qui lui en revendiqua du reste la priorité reconnut, que : « la cirrhose consistait principalement dans une hypertrophie du tissu cellulaire interlobulaire qui se fait aux dépens de la substance glandulaire, de manière que les lobules ou groupes de lobules sont évidemment séparés les uns des autres et refoulés. »

La même année, *Oppolzer de Prague* (*Prager Viertelzahrsschrifft*, tome III, page 17) émit une autre opinion sur la nature de la cirrhose; il l'attribua à l'imperméabilité partielle des ramifications les plus fines de la veine porte, résultant soit de leur oblitération inflammatoire,

soit de leur compression par les conduits biliaires dilatés
et infiltrés de graisse.

Gluge (*Atlas der path. anat.*, 1843, 1847) prétendit que,
sous le nom de cirrhose, on décrivait deux maladies différentes donnant au foie le même aspect: l'une est l'infiltration graisseuse à laquelle il donne le nom de stéatose,
et l'autre est une inflammation du foie semblable à la
pneumonie interlobulaire des bestiaux ; il conclut de
là que le nom de cirrhose donné à l'affection était
mauvais.

Les Anglais *Wilson, Copland* (**Dict.** *of. pract. med.*,
tome VIII, page 753) ainsi que *Budd* (*Diseases of the liner,*
1845) ont attribué la cirrhose à l'hypertrophie de la trame
cellulo-fibreuse suite d'une inflammation chronique du
foie, opinion qui est la vraie, et que nous acceptons encore aujourd'hui.

Henoch, Bamberger qui publia quatre observations de
cirrhose hypertrophique que l'on trouvera dans les *Archives générales de médecine* 1852, page 349, ont adopté
la même opinion.

Requin, 1851, démontra que, dans la cirrhose, qu'il reconnut du reste être due à l'hypertrophie de la trame cellulo-fibreuse, le foie n'était pas toujours atrophié et pouvait même parfois être hypertrophié. « La cirrhose, dit-il,
est due à l'hypertrophie de la trame vasculo-celluleuse
d'un plus ou moins grand nombre de granulations hépatiques. Ces granulations s'hypertrophient non pas toutes
en même temps, mais successivement, et elles atrophient
par compression les granulations restées saines. De là,
en règle ordinaire, le ratatinement et l'atrophie de la
masse générale du foie. Mais, dans certains cas, il peut se
faire, on le conçoit sans peine, que le nombre des granulations qui s'hypertrophient soit tout de suite assez consi-

dérable pour constituer une hypertrophie générale du viscère. » (*Supplément au Dict. des Dict.*, art. *cirrhose*, page 142).

La même année 1851, *Léreboullet*, dans un mémoire présenté à l'Académie des sciences sur la structure intime du foie et sur la nature de l'altération connue sous le nom de foie gras, émit cette opinion que non-seulement la cirrhose consistait en une hypertrophie du tissu cellulaire, mais encore dans une transformation des cellules graisseuses (*Mém. de l'Acad. de méd.*, 1852, t. XVII, page 496).

M. le professeur *Monneret* (*Arch. gén. de méd.*, 4e série, t. XXIX et XXX, août et septembre 1852), repoussant la nature phlegmasique de la cirrhose, s'exprime ainsi : « Dans la cirrhose, le tissu jaune sécréteur, formé de cellules biliaires et de grains jaunes, n'est pas hypertrophié ; il n'est proéminent et visible que parce que le système vasculaire portal est atrophié, oblitéré partiellement ou complétement. Aussi le tissu revient-il fortement sur lui-même, et alors la membrane propre ou capsule de Glisson s'hypertrophie et s'indure ; de là nait l'atrophie, l'induration, la pâleur, la sécheresse du tissu hépatique, l'hydropisie, la circulation supplémentaire et les hémorrhagies par viciation de l'hématose. » Donc pour M. le professeur Monneret, l'hypertrophie de la capsule de Glisson est le résultat et non la cause de l'atrophie de la substance vasculaire du foie.

M. le docteur *Gubler* (Concours pour l'agrégation, 1853) reprit toutes ces théories et les discuta avec beaucoup plus de talent que nous ne saurions le faire. C'est du reste cet important travail qui nous a servi de guide dans les recherches historiques auxquelles nous nous sommes livré, et que nous venons d'exposer sans commentaire

aucun, nous étant attaché seulement à mettre en relief
les principales opinions telles qu'elles ont été émises par
leurs différents auteurs. Comme Wilson, Copland, Muller,
M. Gubler attribue à une inflammation chronique du foie
la cirrhose qu'il définit ainsi : « Maladie caractérisée
essentiellement par la transformation de la substance
acineuse du foie en grains séparés plus ou moins volumineux, ordinairement jaunes, avec disparition de l'élément
vasculaire, développement considérable de la trame cel-
lulo fibreuse et altération de la forme ainsi que du volume du foie. »

Depuis cette époque, un grand nombre d'observations
de cirrhose ont été recueillies et publiées dans les différents recueils scientifiques, tant en France qu'en Allemagne et en Angleterre, et tous s'accordent aujourd'hui
pour l'attribuer à une inflammation chronique amenant
un épaississement du tissu interlobulaire par formation
de tissu conjonctif nouveau avec atrophie et dégénérescence consécutives des éléments constituant la glande
hépatique.

MM. *Frerichs* (*Traité pratique des maladies du foie*,
trad. 2ᵉ édit. 1866, art. cirrhose, page 288) et *Niemeyer*
(*Éléments de pathologie interne*, trad. annotée, par M. le
Dʳ Cornil, tome I, page 746), en Allemagne, ainsi que
M. le Dʳ *Lancereaux* (*Dict. encyclop. des sciences méd.*
1865, tome II, art. alcoolisme, page 615) ont publié d'im-
portants travaux sur le sujet qui nous occupe. Ce seront
ces travaux, dans lesquels nous puiserons souvent,
qui nous serviront de guide dans le cours de ce travail.

ANATOMIE ET PHYSIOLOGIE DU FOIE

Avant de commencer l'histoire de la cirrhose du foie, nous pensons qu'il ne sera pas inutile de donner un léger aperçu de l'anatomie et de la physiologie du foie à l'état normal.

Le foie est un organe glanduleux, situé dans l'hypochondre droit qu'il remplit presque complétement, s'avançant, en outre, dans l'épigastre et jusque dans l'hypochondre gauche. Il est le plus volumineux et le plus pesant de tous les organes de l'économie. Il pèse de 1 kilog. 1/2 à 2 kilog. et mesure de 27 à 32 centimètres dans son diamètre transverse, 16 à 19 centimètres d'avant en arrière et 11 à 14 centimètres de haut en bas. Il est divisé en deux lobes inégaux, droit et gauche, le premier de beaucoup le plus gros. Sa surface est lisse quand il est recouvert de ses membranes, granuleuse quand on les en a détachées.

Il est recouvert par deux enveloppes. La première, la plus externe, est le péritoine qui en se réfléchissant le recouvre presque en entier.

La seconde, est sa membrane propre ou capsule de Glisson, assez adhérente à la précédente par sa face externe, et intimement unie par sa face interne au tissu propre de l'organe, par des prolongements celluleux qu'elle envoie dans son intérieur, prolongements qui vont s'interposer entre les lobules hépatiques dont nous allons parler plus loin, et leur former une enveloppe très-mince, une sorte d'atmosphère celluleuse qui se poursuit jusque dans leur intérieur. Cette capsule de Glisson envoie autour des paquets vasculaires formés par

les ramifications de la veine-porte, de l'artère hépatique
et des conduits biliaires, des gaînes cylindriques de
même nature qu'elle, et qui les accompagnent dans tout
leur trajet. De la face interne de ces gaînes partent des
filaments fibreux, qui, s'enfonçant dans l'épaisseur du
tissu hépatique, s'enchevêtrent les uns aux autres pour
former un réseau dont les mailles renferment les lobules
hépatiques. Cette gaîne n'adhère à la veine-porte que
d'une façon très-lâche, au moyen d'un tissu cellulaire
peu serré, qui permet aux parois de cette veine de s'af-
faisser lorsqu'elle est vide de sang.

Comme on le voit, la capsule de Glisson forme à la
glande hépatique une véritable charpente fibreuse. Elle
est composée de faisceaux entrecroisés de tissu conjonctif
et renferme de nombreuses fibres élastiques très-fines.

Le tissu propre de la glande est composé de lobules
ou granulations, juxtaposés, mais indépendants les uns
des autres, séparés entre eux par une couche très-mince
de tissu cellulaire et par les branches vasculaires qui che-
minent dans ce tissu, avec lequel elles pénètrent dans
l'intérieur du lobule. Les lobules sont disposés autour
des ramifications des veines sus-hépatiques, sur les
parois desquelles ils s'implantent chacun par un pédi-
cule très-fin et très-court, lequel n'est autre chose qu'une
ramification de cette veine (veine centrale du lobule).

Les lobules hépatiques ont une forme irrégulière ou
polyédrique par pression réciproque. Chacun de ces lobules reçoit de trois à cinq petits rameaux de la veine-
porte (rameaux extralobulaires de la veine-porte), d'où
se détachent à angle droit de nombreuses ramifications
qui pénètrent dans l'intérieur du lobule, dont elles forment le réseau capillaire. De ce réseau partent des capillaires plus volumineux qui, en se réunissant, vont

constituer un tronc unique au centre du lobule (veine centrale du lobule, veine sus-hépatique). L'enchevêtrement de ces capillaires forme dans l'intérieur du lobule un réseau dont les mailles, extrêmement petites, renferment chacune deux ou trois cellules hépatiques.

Les ramifications de la veine-porte sont accompagnées par celles de l'artère hépatique jusqu'aux lobules, de sorte qu'on serait tenté, dit M. Cruveilhier, de considérer les divisions de l'artère hépatique comme les *vasa vasorum* de la veine-porte. Arrivées au pourtour des lobules, les ramifications de l'artère hépatique s'étalent à leur surface, sans pénétrer dans leur intérieur et vont se continuer par leurs capillaires avec ceux des veines centrales ou veines sus-hépatiques. (Retzius, *Muller's arch*. 1849.)

A la périphérie de chaque lobule se trouvent les canalicules biliaires que pendant longtemps on n'avait pu suivre jusque dans l'intérieur du lobule. Les micrographes modernes sont parvenus à voir leur mode de terminaison. Deux opinions sur ce mode de terminaison sont en présence, et comme il ne nous appartient pas de décider entre elles, nous les donnerons ici sans commentaire.

Pour M. le professeur Robin, les canaux biliaires s'anastomosent autour du lobule et pénètrent dans son intérieur sous forme de canaux terminés en doigt de gant, de façon à représenter dans chaque lobule la disposition qu'il est facile d'observer dans les vasa aberrentia.

Pour Mac Gillavray Eberth (*Zur anotomie der leber*, Sitzb. d. k. Akad. Bd. L. 1864), et pour Chrzonzczewsky (*Arch. de Virchow*, t. XXXV, pag. 153), les canaux biliaires forment dans l'intérieur du lobule un réseau fin de canalicules cylindriques mesurant 1/700 millième de diamètre, réseau dont les mailles ont généralement des dimensions identiques avec celles des cellules hépatiques et dans chacune d'elles une cellule de cette espèce se trouve renfermée. Ces canalicules sont limités très-nettement sur leurs bords ; la dilacération permet de les isoler suffisamment pour qu'il soit possible de discerner les contours très-nets de leur paroi. Vers la périphérie des lobules et dans une certaine mesure aussi autour de la veine centrale, ils se continuent avec des conduits intra-lobulaires et centraux plus volumineux qui se réunissent ensuite pour former les branches d'origine des conduits hépatiques occupant la périphérie du lobule, et entourées de la capsule de Glisson (*Gazette hebd.* 1860, n° 24, page 379).

Les cellules hépatiques ont une forme arrondie ou polygonale ; elles mesurent de $0^{mm},015$ à $0^{mm},025$ de diamètre ; elles ont à peu près l'aspect de l'épithélium pavimenteux. Elles sont formées d'une membrane propre très-mince et d'un contenu liquide granuleux qui accidentellement peut renfermer des granulations colorées en jaune ou en rouge, comme celles que l'on trouve dans la bile. Elles renferment, en outre, des granulations susceptibles de se colorer par l'iode et l'acide sulfurique, regardées comme un principe amylacé (matière glycogénique de M. Claude Bernard), des corpuscules de graisse, et enfin un noyau arrondi avec nucléole. Ces cellules sent rangées en séries trabéculaires plus ou moins longues, lesquelles forment un véritable réseau qui s'enchevêtre d'une façon intime avec le réseau vasculaire du lobule. Ces séries, par leur disposition générale, affectent la forme de rayons divergeants du centre à la périphérie do lobule.

En résumé, donc, le foie est un organe composé d'une

2

charpente fibreuse, dans les mailles de laquelle sont enfermés les lobules ou parties sécrétantes de la glande avec les canaux qui s'y rendent et en partent, canaux qui, sauf les veines centrales du lobule, sont environnés de tissu celluleux très-mince, qui finit graduellement par leur former de véritables gaînes fibreuses, lesquelles ne sont autre chose que la continuation de la charpente fibreuse générale de la glande.

Ajoutons à cela que le foie renferme encore une quantité considérable de vaisseaux lymphatiques, les uns superficiels, situés sous la tunique péritonéale, les autres profonds situés dans l'intérieur de la glande et se rendant dans les ganglions lombaires et dans le canal thoracique.

Les nerfs peu nombreux, qui s'y distribuent, émanent de deux sources : les uns du système cérébro-spinal par le pneumogastrique gauche, les autres du système ganglionnaire par le plexus solaire.

Les matériaux de la bile ne préexistent pas dans le sang, du moins en totalité. La cholestérine, les matières grasses et les sels de la bile y préexistent bien, mais on n'y trouve ni les acides cholique et choléique, ni les matières colorantes de la bile. Il en résulte donc que le rôle du foie dans la formation de la bile, consiste d'un côté à éliminer les matériaux nécessaires à sa formation que le sang lui apporte, tant celui de la veine-porte que celui de l'artère hépatique, et de l'autre à former de toutes pièces les autres matériaux de la bile. D'après M. Robin, la bile serait secrétée dans les culs-de-sac annexés aux conduits biliaires dont nous avons parlé, et non dans les cellules hépatiques dont le rôle physiologique consisterait à former la matière glycogénique.

Pour les autres ce seraient les cellules hépatiques qui sécréteraient et la bile et la matière glycogénique.

Mais les fonctions du foie se bornent-elles là, ne joue-t-il aucun autre rôle à l'égard du sang qui le traverse?

D'après une théorie adoptée par M. Gubler, le foie aurait la propriété de transformer en fibrine plastique (sang général) la fibrine du sang portal qui, elle, n'est point élastique, ne se prend pas en filaments par le battage, mais bien en petites masses grenues et qui, si on laisse reposer le sang tiré de cette veine sans le battre, est susceptible de se liquéfier et de disparaître. Cette théorie se trouve complétement renversée par les expériences de M. Béclard, (*Traité de Physiologie*, 4ᵉ édit., chap. 6, *Des sécrétions*, p. 513), desquelles il résulte que la fibrine du sang retiré des veines sus-hépatiques est de même nature que celle du sang retiré de la veine porte.

Il résulterait même des expériences nouvelles que le foie ne joue aucun rôle à l'égard de la fibrine ou plutôt du principe duquel elle dérive, je veux dire la plasmine.

On a considéré dans ces derniers temps, mais cependant sans le démontrer clairement, le foie comme étant un des organes formateurs des globules rouges et des globules blancs, qu'il aurait en outre la propriété de régénérer. En effet, dit M. le professeur Sée (*Leçons sur la pathologie expérimentale* 1ᵉʳ fascicule 1866, p. 35), les leucocytes que l'on trouve dans les veines sus-hépatques sont « plus volumineux, plus pâles, plus fins dans lleur texture et moins granulés que les leucocytes de la veine-porte; ceux-ci ont souvent une tendance à la dégénérescence graisseuse; ceux-là, au contraire présentent les caractères d'une régénération. »

ANATOMIE PATHOLOGIQUE.

Les altérations du foie dans la cirrhose portent principalement sur sa charpente fibreuse, ainsi que sur le tissu cellulaire inter et intralobulaire; les autres éléments de l'organe ne sont altérés que consécutivement.

Becquerel et après lui M. Gubler avaient admis trois périodes dans l'évolution de la cirrhose, nous pensons que ce qu'ils ont décrit sous le nom de troisième période n'est autre chose que la seconde arrivée à son degré extrême. Bien qu'en réalité il soit bien difficile d'assigner des limites tranchées aux périodes de développement de la cirrhose, à l'exemple de Frerichs et de Niemeyer, nous admettrons deux périodes, que nous appellerons la première cirrhose au début, et la seconde cirrhose confirmée.

Les deux périodes que nous décrivons dans la cirrhose sont éclairées par ce qu'on observe à l'état normal dans la formation du tissu conjonctif. On sait, en effet, que ce tissu est d'abord constitué par des éléments embryoplastiques, siégeant au sein d'une substance fondamentale amorphe. Plus tard, ces éléments deviennent plus petits, s'allongent, s'atrophient en même temps que se forme autour d'eux des fibres de tissu conjonctif ou lamineux. La même chose a lieu dans la constitution et le développement du tissu conjonctif nouveau qui caractérise la cirrhose, de telle sorte qu'à son début la périphérie des lobules contient une grande quantité de cellules et de noyaux embryoplastiques ronds ou un peu allongés, au milieu d'une substance fondamentale homogène, tandis que plus tard, dans la seconde période, il s'est adjoint à ces éléments atrophiés des fibres de tissu lamineux. Il en résulte que la densité et la résistance à l'écrasement à l'ongle de ce tissu nouveau pourrait n'être pas appréciable au début de la cirrhose, tandis que plus tard elles seront très-évidentes et caractéristiques.

Dans cette première période, on rencontre très-souvent le foie hypertrophié. C'est là, du reste, ce qui a fait donner à cette période le nom de période hypertrophique, dénomination que nous rejetons comme étant inexacte, attendu que, dans quelques cas, non-seulement l'hypertrophie peut faire défaut, mais encore le volume du foie peut être normal et même atrophié. Cette hypertrophie du foie avait été déjà observée et signalée par Requin (*Traité de Path. méd.*, t. II, p. 744). Le Dr Bamberger en a recueilli quatre observations qui se trouvent consignées dans les *Archives générales de médecine*, 1852, p. 339.

Depuis, elle a été observée un assez grand nombre de fois, et dans la cirrhose alcoolique elle est un phénomène à peu près constant, surtout lorsqu'il y a ictère concomitant. Parfois cependant, on trouve le foie atrophié, atrophie qui coïncide presque toujours avec un épanchement dans la cavité abdominale.

Que le foie soit hypertrophié ou atrophié, son enveloppe péritonéale est lobulée, épaissie, ou seulement opacifiée. La surface de l'organe encore polie présente par-ci par-là des inégalités, des proéminences plates plus ou moins larges, depuis la grosseur d'une tête d'épingle jusqu'à celle d'une lentille. C'est là, pensons-nous, ce que Laënnec décrivait sous le nom de cirrhose en plaques. Le tissu propre de l'organe congestionné présente les mêmes granulations, peu proéminentes, séparées par des cloisons minces de tissu conjonctif, plus ou moins vasculaires, donnant au foie une consistance généralement plus grande qu'à l'état normal, mais cependant moins grande que dans la période suivante. Sur une surface de section les cloisons sont d'un gris rosé, les granulations sont ou jaunes, ou verdâtres, ou d'un gris opaque, tirant sur le jaune, ou bien de couleur cuir de botte, suivant que les cellules hépatiques sont plus ou moins infiltrées de pigment biliaire ou de pigment sanguin ou de graisse.

Si on étudie les sections du foie au microscope, on voit à un faible grossissement les espaces interlobulaires plus épais qu'à l'état normal. Sur les préparations traitées par le carmin, les noyaux et les cellules colorés de ce tissu interlobulaire sont tellement nombreux qu'elles arrivent presque'au contact. Elles sont généralement sphériques, quelquefois ovoïdes et mesurent de 5 à 7 millièmes de millimètre de diamètre. Il n'y a pas de faisceaux de fibres lamineuses interposés entre elles. Souvent, dans cet état du foie, toutes les cloisons, parcourues par des vaisseaux qui séparent les cellules hépatiques dans l'intérieur des îlots, sont épaissies par la production dans leur intérieur de noyaux et de petites cellules semblables aux précédents. De telle sorte que, dans ces cas, la cirrhose est à la fois extra et intralobulaire. MM. Cornil et Ranvier ont eu la bienveillance de nous faire voir plusieurs préparations de ce genre, obtenues sur des foies cirrhotiques, appartenant à des sujets jeunes ou adultes morts avec la syphilis, ou bien ayant succombé ou à des tubercules, ou à des maladies du cœur, ou bien à l'alcoolisme. C'est là ce qu'on appelle l'hépatite interstitielle diffuse ou généralisée. Dans l'examen de ces sortes de cirrhoses, il reste toujours dans l'esprit ce doute, à savoir si cette période de la cirrhose eût conduit fatalement à la période suivante.

On trouve parfois à cette période de la cirrhose un épanchement abdominal assez abondant ; mais le plus souvent il manque ou est si léger qu'il passe inaperçu.

Du côté des autres organes, l'estomac seul présente des altérations, dues ordinairement à un catarrhe chronique, surtout si l'on a affaire à une cirrhose d'origine alcoolique.

2ᵉ Période. — La cirrhose, ayant une marche essentiellement lente, cette seconde période ne succédera à la première que d'une manière insensible ; aussi les altérations qu'elle présentera seront-elles d'autant plus accusées qu'on les observera à une époque plus avancée de la maladie. Nous choisirons pour type de notre description un foie cirrhotique pris à une époque de la maladie ou l'altération est bien confirmée.

A cette époque, dit Rokitansky, cité par Niemeyer, le foie offre l'aspect suivant : « Il est heaucoup plus petit qu'à l'état normal. Sa forme est modifiée en ce sens que les bords paraissent s'amincir jusqu'à ce qu'ils soient enfin transformés en une lisière calleuse qui ne renferme plus de parenchyme. Au contraire, l'épaisseur, surtout celle du lobe droit, paraît relativement plus grande. Finalement l'organe entier ne semble constitué que par la masse globuleuse qui représente le lobe droit auquel le gauche adhère sous forme d'un appendice épais et plat. A la surface de l'organe on remarque dans cette période des saillies granuleuses ou papillaires qui ont valu à la maladie le nom de foie granulé. Si les granulations ont toutes la même grosseur, par exemple celle d'un grain de chénevis, la surface présente un aspect uniforme ; si la grosseur varie, la surface paraît inégalement bosselée. Entre les éminences, l'enveloppe séreuse est devenue blanchâtre, épaisse, semblable à une aponèvrose, racornie et tirée en dedans. Quand des replis profonds séparent ainsi des parties plus ou moins grandes de l'organe les unes des autres, ce dernier prend un aspect lobulé. Ordinairement alors, l'enveloppe est unie aux organes voisins, surtout au diaphragme, soit par des adhérences courtes et tendues, soit par des brides rubanées, » adhérences dans lesquelles *Kiernan* a vu des vaisseaux de nouvelle formation développés établir une circulation collatérale entre la veine porte, et la veine cave inférieure au moyen des veines diaphragmatiques. *Virchow* dit y avoir vu des filets nerveux.

La péritonite périhépathique est à peu près constante.

La capsule de Glisson est également épaissie, et cet épaississement peut être parfois porté assez loin pour entourer le foie d'une véritable coque, offrant la dureté du cuir. (Obs. 7.) Elle adhère alors si intimement au tissu propre du foie qu'il est impossible de l'en séparer. Les gaînes qu'elle forme autour des vaisseaux sont également notablement épaissies.

Sur une surface de section, on voit les mêmes granulations, plus ou moins proéminentes, d'une couleur jaune cuir de botte, ou bien jaune-rougeâtre tirant sur le brun, souvent même verdâtres, et groupées par îlots d'une plus ou moins grande étendue. Ces granulations de volume variable sont arrondies à leur surface. Les petites sont molles, les grosses dures et tendues, sphériques, élastiques, reprenant leur forme si on les comprime avec le doigt. Elles sont séparées les unes des autres par des cloisons plus ou moins épaisses de tissu conjonctif de nouvelle formation, dur, grisâtre ou opalin. Ces cloisons sont parcourues par un réseau vasculaire que M. le professeur Monneret suppose être formé par des ramifications de l'artère hépatique ; les vaisseaux de ce reseau sont du reste extrêmement peu nombreux. Les plus grosses gra-

nulations sont comme renfermées dans des loges qui leur
sont formées par les cloisons ci-dessus décrites, loges
d'où on les énucle parfois avec facilité (obs. 6) ; — c'est
la cirrhose enkystée de Laënnec. A l'intérieur de la gra-
nulation, on trouve une matière mollasse à l'œil nû, de
même couleur qu'elle, traversée par des filaments ténus.

Le tissu du foie est résistant à l'écrasement à l'ongle.
Sur des sections larges et tendues examinées au microscope avec un faible grossissement, de vingt à quarante
diamètres par exemple, on est frappé par la largeur des
bandes de tissu conjonctif qui séparent les îlots hépatiques.
Dans certains endroits et surtout autour des vaisseaux
volumineux appartenant à la veine porte, la largeur du
tissu conjonctif peut arriver à égaler le diamètre des îlots.

Les îlots de cellules hépatiques sont tantôt atrophiés,
tantôt hypertrophiés. On voit bien nettement, dans certains
cas, un seul îlot traversé par des trabécules de tissu conjonctif, de sorte que chacune des parties de cet îlot ainsi
dissocié tend à prendre elle-même la forme sphérique.

Les grosses granulations sont formées par plusieurs
lobules hépatiques entourés par une zone commune de
tissu conjonctif plus hypertrophié que celui qui compose
la zone qui sépare chacun des lobules. La détermination
de ces enveloppes plus denses est très-probablement due
à la présence dans leur intérieur de branches vasculaires
plus considérables.

A un plus fort grossissement (200 diamètres), le tissu
des cloisons interlobulaires est constitué par des fibrilles
et des fibres de tissu lamineux contenant des cellules de
tissu conjonctif avec leurs noyaux allongés et petits,
atrophiques. Les vaisseaux qui parcourent ce tissu présentent des parois denses, presque rigides, souvent dis-
posées en spirales, et il est certain d'après l'examen mi-

croscopique que la tunique adventice de ces vaisseaux participe à la formation du tissu nouveau.

On rencontre aussi dans ce tissu quelques fibres élastiques. En effet, lorsque après avoir coloré ces sections au carmin, on les traite par l'acide acétique, il ne reste plus de visible que les noyaux des cellules de tissu conjonctif et quelques fibres élastiques non dissoutes.

Dans ces cloisons de tissu lamineux et au voisinage des îlots, on rencontre parfois des groupes de vingt ou plus de cellules hépatiques isolées de l'îlot auquel elles appartenaient primitivement. Presque toujours aussi, dans ces cas, le tissu conjonctif de la périphérie des îlots est épaissi, de telle sorte que les cloisons pénétrant dans l'îlot séparant là les groupes de cellules, présentent une multiplication évidente de leurs éléments. Dans certains cas, ces cloisons sont épaissies dans la totalité des îlots, de sorte que là il y aurait eu une hépatite interstitielle intra et extralobulaire.

Les cellules hépatiques présentent les modifications suivantes, qui dépendent de la présence dans leur intérieur de pigment sanguin, de pigment biliaire ou de graisse.

La modification la plus habituelle consiste dans la dégénérescence graisseuse des cellules de tout l'îlot. C'est ce que l'on observe en particulier dans les cirrhoses récentes, et cette dégénérescence graisseuse par grosses gouttelettes qui s'accompagne de l'hypertrophie de chacun des éléments épithéliaux, est certainement la cause majeure de l'hypertrophie du foie au début de la cirrhose. Cette dégénérescence graisseuse se montre tantôt sous la forme de granulations, tantôt de grosses gouttelettes de graisse contenues dans les cellules. Dans ce dernier cas, la cellule hépatique est remplacée par une vésicule adipeuse, comme celles du tissu cellulo-adipeux sous-cutané.

D'autres fois, l'îlot hépatique présente en son centre une zone de cellules infiltrées de pigment rouge, provenant du sang, et à sa périphérie, une seconde zone de cellules en dégénérescence graisseuse, remplies de fines ou grosses granulations.

Plus rarement, toutes les cellules de l'îlot sont infiltrées par du pigment jaune ou jaune-verdâtre, appartenant à la matière colorante de la bile, et présentant alors les colorations bien connues avec l'acide nitrique.

On peut encore rencontrer un mélange de dégénérescence graisseuse et de pigmentation biliaire, et alors les cellules pigmentées occupent le centre de l'îlot, tandis que les cellules graisseuses en occupent plus habituellement la périphérie.

Toutes ces altérations des cellules des îlots hépatiques peuvent être mélangées de telle sorte, qu'à côté d'un lobule vert imprégné de bile, ou en trouve un jaunâtre et opaque en pleine dégénérescence graisseuse et que, dans le voisinage de ceux-ci, il y ait des lobules dont le centre soit rouge par infiltration de pigment sanguin, tandis que la périphérie est grise et opaque (en dégénérescence graisseuse).

Il est exceptionnel que, dans la cirrhose, un îlot hépatique tout entier soit conservé normal sans altération graisseuse ou pigmentaire de ses cellules.

Dans des cas très-rares, la cirrhose se complique de dégénérescence amyloïde des îlots. Alors, outre l'hypertrophie du tissu conjonctif extra-lobulaire, on voit les îlots, en totalité ou en partie, transparents ou réfringents, et jouissant de la propriété de se colorer par la solution iodée.

On concevra sans peine que le tissu conjonctif inter et intralobulaire ne pourra s'hypertrophier de la sorte sans amener, dans la circulation hépatique, une gêne considérable par la compression mécanique progressive qu'il exercera sur les capillaires qui le parcourent, compression qui, jointe à l'épaississement hypertrophique de leurs parois, finira par les oblitérer, du moins en partie. Il est bien rare que le tronc et les grosses ramifications de la veine porte, de l'artère hépatique et du canal biliaire soient oblitérés ; on a même observé plusieurs fois leur dilatation. Carswell a vu trois cas de cirrhose dans lesquels la veine porte était dilatée et contenait des caillots fibrineux avec de la bile, et M. le professeur Monneret a cité un cas dans lequel les canaux biliaires étaient dilatés.

Les grosses branches des veines sus-hépatiques sont habituellement normales ; quant à leurs capillaires, ils ont disparu en grand nombre.

Les branches principales des conduits biliaires restent ordinairement normales, M. Gubler les a vues une fois dilatées, mais leurs ramifications, et surtout les canalicules périlobulaires sont toujours oblitérés.

La vésicule biliaire, ordinairement saine, renferme toujours de la bile, quoiqu'en moindre quantité qu'à l'état normal. Cependant, M. le professeur Monneret l'a vue une fois enflammée et détruite, et Frerichs l'a trouvée trois fois avec une hypertrophie de ses parois.

La bile a été examinée plusieurs fois et généralement on n'y a pas reconnu d'altération. Becquerel avait fait observer, avec beaucoup de raison, que l'analyse ne pouvait porter que sur de la bile recueillie après la mort, ayant, par ce fait seul, déjà subi des altérations, par conséquent les analyses qu'on en a pu faire n'ont aucune valeur.

C'est sur la conservation de l'état normal de la bile et des canaux biliaires dans la cirrhose que M. le professeur Robin se base pour isoler dans le foie les deux organes glycogénique et biliaire.

Presque constamment on trouve un épanchement abdominal abondant ; les cas où il manque sont excessivement rares. Le liquide de l'épanchement est ordinairement séreux, jaune-clair, rarement rouge ou brun. Il contient souvent, nageant dans son intérieur, des flocons albumineux, résultant de péritonite générale ou partielle. Le péritoine est très-souvent recouvert de fausses membranes plus ou moins anciennes, unissant les anses intestinales entre elles, parfois assez épaisses pour former de véritables plaques celluleuses qui peuvent arriver à la dureté du cuir et former une sorte de carapace autour des organes contenus dans l'abdomen, rate (observation 7), reins, etc.

Avec l'ascite coïncide constamment un œdème plus ou moins marqué des parois de l'abdomen, des parties génitales, et surtout des extrémités inférieures, œdème qui n'offre rien de particulier dans ce cas. Les veines sous-cutanées abdominales iliaques, mammaires et thoraciques, surtout les premières, sont souvent très-dilatées. M. le professeur Monneret a vu cette dilatation s'étendre jusqu'aux veines du cou et de la face du côté droit.

Dans la majorité des cas, la rate est hypertrophiée. Cette hypertrophie a été observée assez souvent pour qu'on en ait fait un des principaux caractères de la cirrhose. Son tissu congestionné est généralement plus dur et plus ferme qu'à l'état normal.

Le tube gastro intestinal, non-seulement présente ou

jours les altérations du catarrhe des voies digestives, mais encore fréquemment du sang, soit mélangé aux matières qu'il contient, soit infiltré dans l'épaisseur de sa muqueuse. On voit même parfois distinctement, et cela surtout dans l'estomac, l'ouverture béante de quelque capillaire, fermée par un petit caillot sanguin.

Les complications étant extrêmement fréquentes dans le cours de cette affection, on rencontre de nombreuses altérations dans les autres organes, et principalement dans le cœur, les reins et les poumons.

Becquerel, sur 42 cas de cirrhose, a trouvé 21 fois le cœur malade. Je sais bien que, sur ces 42 cas, on lui en conteste 13 comme n'appartenant pas à ce genre d'altération; nous dirons plus loin ce que nous pensons de cette sorte de complication. Après le cœur, viennent les reins, qui dans ces cas sont le plus souvent atteints de maladie de Bright; sur 42 exemples, Becquerel l'a rencontrée 15 fois.

Enfin du côté des poumons on trouve fréquemment les altérations de la pneumonie secondaire, de la pleurésie, qui n'ont pas ici d'autres caractères que ceux qui leur sont propres. On peut trouver aussi parfois des tubercules, de l'emphysème, ou d'autres altérations qui ne sont là qu'une simple coïncidence et qui, par conséquent, n'ont aucune liaison directe avec l'altération qui nous occupe.

Ajoutons à toutes ces différentes altérations que l'on rencontre dans la cirrhose, l'amaigrissement considérable des sujets, amaigrisement qui est surtout marqué dans toute la partie supérieure du tronc et offre un contraste frappant avec la partie inférieure du corps qui est augmentée de volume, par suite de l'ascite et de l'œdème des jambes

PATHOGÉNIE.

Nous ne reviendrons pas sur les différentes théories émises depuis Laënnec sur la nature de la cirrhose. Notre intention n'est point d'entrer dans la discussion de ces diverses théories, M. le Dr Gubler (*loc. cit.*) les a non-seulement exposées, mais encore discutées avec plus de talent que nous ne saurions le faire, nous ne pourrions guère que copier ce qu'il a écrit. Du reste, les travaux modernes, en faisant connaître la véritable nature de cette altération, ont renversé toutes ces théories; nous voulons seulement ici essayer de donner l'explication qui nous semblera la plus rationnelle des diverses altérations dues à la cirrhose, que nous avons tâché de décrire dans le paragraphe précédent. Ici encore ce seront les travaux tant allemands que français qui nous guideront dans cette tâche.

D'après ce qu'on a pu voir, l'altération essentielle de la cirrhose porte sur la charpente fibreuse du foie et sur le tissu conjonctif extra et intralobulaire. Mais de quelle nature est cette altération? M. le Dr Gubler l'attribue à l'épanchement interstitiel de lymphe plastique qui s'organise dans le tissu interlobulaire, et cela sous l'influence d'une congestion hyperémique active au début, à laquelle succède une inflammation chronique. Par lymphe plastique, on désigne la partie du sang épanchée qui était susceptible de s'organiser. C'est là aussi l'opinion de Frerichs, qui compare la cirrhose à ce qui se passe lors de la formation du tissu conjonctif nouveau dans d'autres organes, dans lesquels on a pu suivre l'injection des vaisseaux et l'augmentation de sécrétion du plasma. Mais ici,

on ne peut juger que par analogie, car il est impossible
de suivre la marche de l'inflammation dans le foie. L'hyperémie du foie, dans la cirrhose au début, semble, dit-
il, plaider pour une lésion d'origine inflammatoire. Mais,
ajoute-t-il, la cirrhose commence-t-elle toujours par là ?
A-t-elle toujours une origine inflammatoire ? Pour notre
propre compte, nous le pensons, et ce qui doit faire admettre que la cirrhose est un état inflammatoire du tissu
interstitiel, c'est que le tissu conjonctif devient le point
de départ de la formation d'éléments embryonnaires jeunes qui s'organisent plus tard en tissu conjonctif adulte,
comme cela s'observe dans tous les cas analogues d'inflammation interstitielle chronique (poumons, reins).

Ce tissu conjonctif de nouvelle formation, en se déve-
loppant, acquiert toutes les propriétés du tissu fibreux,
du tissu cicatriciel, c'est-à-dire de se rétracter, et consé-
quemment de comprimer la glande qu'il enveloppe.
Comme la marche de cette rétraction n'est pas uniforme
dans toutes les portions de la glande, il en résultera les
changements de forme, l'aspect lobulé et irrégulier que
l'on observe sur les foies cirrhotiques arrivés à un degré
d'altération un peu avancé. A mesure que cette rétraction
fera des progrès, les parties qui entrent dans la composition de l'organe seront forcément refoulées, comprimées,
et pourront même finir par s'atrophier et disparaître en
partie.

L'enveloppe fibreuse des lobules devenant plus dense,
ceux-ci seront séparés les uns des autres, isolés, ils pren-
dront la forme arrondie, et si on les observe à la surface
du foie, on verra qu'ils sont séparés par des tractus en-
foncés de tissu rétracté. Ces enfoncements feront que,
sur une surface de section, les lobules seront plus saillants
et bien isolés les uns des autres.

Les canaux, tant sanguins que biliaires, qui parcourent les cloisons interlobulaires, par le fait de cette même rétraction, étant comprimés et par suite obstrués du moins en partie opposeront une barrière mécanique à la circulation et à l'arrivée du sang dans les lobules, ainsi qu'à la progression de la bile. Celle-ci, continuant à être sécrétée, bien qu'en moins grande quantité, s'accumulera dans l'intérieur des cellules hépatiques, où on la retrouvera sous forme de pigment jaune.

Comme conséquence immédiate de la gêne apportée à la circulation entre la veine porte et les veines sus-hépatiques, il y aura diminution dans l'activité de sécrétion du foie d'abord, puis stase sanguine dans tout le système portal.

D'autre part, comme une des principales fonctions du foie consiste à éliminer du sang les matériaux de la bile qui y sont contenus, cette diminution dans son activité fera que ces matériaux resteront dans le sang et lui donneront une fluidité redoutable (Monneret, *loc. cit.*), fluidité qui aidera à expliquer la fréquence des hémorrhagies par les muqueuses, si fréquentes dans la cirrhose.

M. Gubler, attribuant au foie la propriété de rendre la fibrine liquide du sang portal en fibrine plastique, expliquait la diffluence du sang au ralentissement des fonctions du foie; nous avons vu que les expériences de Béclard avaient renversé cette théorie.

S'il est vrai que le foie fabrique des globules rouges, il sera évident qu'il y aura appauvrissement du sang par suite de ce ralentissement de ses fonctions.

Cette diffluence du sang est certainement aussi due aux altérations si grandes qu'a subies la nutrition générale, altérations qui feront que le sang, ainsi que tous les organes de l'économie, ne recevront que des matériaux insuffisants à leur réparation.

L'hyperémie de la muqueuse gastro-intestinale et la sécrétion anormale qui en résulte, trouvent leur explication dans la stase sanguine dans le système portal que nous avons indiquée plus haut. En outre, cette stase, amenant une augmentation de la pression exercée par le sang sur les parois des racines de la veine porte, pourra produire l'érosion, la déchirure de ces parois et la production d'hémorrhagies soit à la surface, soit dans l'épaisseur des muqueuses gastriques et intestinales.

Ce même arrêt de la circulation dans les capillaires hépatiques de la veine porte agissant de proche en proche, non-seulement pourra causer la dilatation des grosses branches portales observée par MM. Carswell et Monneret (*loc. cit.*), mais encore expliquera la dilatation des veines sous-cutanées abdominales par la création d'une circulation collatérale entre la veine porte et la veine cave inférieure. On voit en effet que la circulation portale communique avec la circulation générale par :

1° L'anastomose qui existe entre les veines hémorrhoïdales supérieures branches de la veine porte et les hémorrhoïdales moyenne et inférieure branches de l'hypogastrique ; 2° par l'anastomose qui existe entre la coronaire stomachique et les veines œsophagiennes ; 3° par les vaisseaux de nouvelle formation signalés par Kiernan, établissant à travers les adhérences nouvelles formées entre le diaphragme et le foie, une voie de communication entre la veine porte et les veines diaphragmatiques ; 4° enfin, M. le professeur Sappey (Mémoire sur un point d'anatomie pathologique relatif à l'histoire de la cirrhose, *Mém. de l'Acad. de méd.*, 1859, t. XXII, p. 269) a signalé une autre voie de communication formée par les rameaux accessoires de la veine porte qui, partant de la face inférieure du diaphragme et de la paroi interne de l'abdomen, se dirigent entre les feuillets du ligament falciforme jusqu'au foie. Une partie de ces rameaux plonge dans la face convexe du foie et s'y anastomose avec les rameaux de la veine porte, l'autre partie gagne la scissure longitudinale et se répand à la face inférieure de l'organe. Le plus volumineux de ces derniers accompagne le ligament rond et se jette dans la branche gauche du sinus de la veine porte. Les racines de ces veines envoient des rameaux à travers les muscles droits de la paroi abdominale qui vont s'anastomoser avec les veines épigastriques mammaire interne, et les veines superficielles de l'abdomen. Il résulte donc que le sang de la veine porte ne pouvant traverser le foie refluera dans les rameaux que nous venons d'indiquer, les dilatera graduellement, arrivera dans les veines sous-cutanées abdominales qui subiront, aussi elles, une dilatation marquée.

C'est toujours dans cette stase sanguine qu'il faut chercher l'explication de l'hypertrophie de la rate, hypertrophie qui d'abord congestive, finit par devenir réelle. Cette genèse trouve sa confirmation dans ce fait, que toutes les fois qu'il se produit une hémorrhagie un peu abondante dans le cours d'une cirrhose, la rate qui était hypertrophiée subit un retrait considérable. Il résulterait de là que cette hypertrophie devrait toujours exister dans la cirrhose, et cependant il n'en est rien, alors sa non-existence ne peut guère trouver d'explication rationnelle que dans la création d'une circulation collatérale.

La transfusion séreuse résultant de la pression renforcée exercée par le sang sur les parois des veines péritonéales, suffit pour expliquer l'ascite. Mais l'ascite elle-même, le phénomène le plus constant de la cirrhose, manque parfois ; nous sommes obligé d'en chercher encore l'explication dans l'établissement d'une circulation collatérale qui fait disparaître la tension sanguine dans les racines portales.

Quant à l'œdème des extrémités inférieures, il est tout de cause mécanique et résulte de la pression exercée par l'épanchement abdominal sur les veines du bassin.

Nous avons signalé comme complication fréquente dans la cirrhose, les altérations cardiaques. N'y a-t-il là, comme la plupart des auteurs le prétendent, qu'une simple coïncidence, ou bien y a-t-il une relation de cause à effet ? Il ne peut se présenter que trois cas : 1° ou bien l'altération cardiaque a précédé la cirrhose ; 2° ou bien l'atération cardiaque a été consécutive à la cirrhose ; 3° ou bien elles ont marché de pair. Nous allons examiner successivement ces trois questions.

1° L'altération cardiaque a précédé la cirrhose :

Il est un phénomène des plus communs, consécutif aux altérations cardiaques anciennes, c'est la congestion du foie. C'est cette congestion qui donne lieu à un genre d'altération du foie que l'on décrit aujourd'hui sous le nom de foie noix de muscade (*Mustcatnuss leber* des Allemands), état que, d'après Frerichs et les observateurs modernes, Becquerel aurait confondu avec la cirrhose véritable, 13 fois sur les 21 cas de cirrhose qu'il attribue à des lésions cardiaques.

Cet état est caractérisé par la dilatation des racines des veines hépatiques, consécutive à la gêne de la circulation cardiaque, dilatation amenant la pigmentation et l'atrophie des cellules hépatiques. « Les parties desservies par la veine hépatique (Frerichs, *loc. cit.*, page 299) s'affaissent, tandis que celles où se distribue la veine porte ressortent sous forme de granulations. D'abord l'atrophie est limitée aux parties voisines des capillaires dilatés; plus tard elle s'étend à celles situées près des branches d'un plus gros calibre, et alors il se forme des dépressions plus étendues. En même temps, les parois des vaisseaux en butte à une pression anormale, s'épaississent; *dans le voisinage, et çà et là sur l'enveloppe de la glande, il se produit du tissu conjonctif nouveau, qui contribue à donner au foie une consistance très-grande.* » Cette congestion des veines sus-hépatiques amènera en outre une stase sanguine dans les capillaires de la veine porte et par conséquent une augmentation de nutrition. Ne peut-il se faire que, sous cette influence, il y ait augmentation dans la nutrition du tissu conjonctif des lobules, formation de nouveaux éléments qui, par les progrès de leur développement, amèneront l'hypertrophie du tissu conjonctif interlobulaire, phénomène caractéristique de la cirrhose? Nous croyons que cette opinion, étayée du reste sur un grand nom (Trousseau, *Clinique médicale*, tome III, page 511), a été rejetée d'une façon trop absolue, et nous penchons à croire avec l'illustre professeur que, dans certaines circonstances inconnues, une altération cardiaque puisse être cause de cirrhose. M. le professeur Béhier ne semble pas rejeter cette hypothèse d'une façon absolue (*Traité de pathologie interne*, t. II, p. 526).

2° L'altération cardiaque a été consécutive à la cirrhose.

On rencontre en effet quelquefois dans les cirrhoses à marche lente des accidents du côté du cœur. Par suite de l'obstacle apporté à la progression du sang de la veine porte à travers le foie vers les veines sus-hépatiques, le cœur reçoit moins de sang, en outre la stase sanguine, dans les racines portales et par suite dans les veines de l'abdomen, amène un excès de tension du sang de ces capillaires; ces deux causes réunies font que le cœur est obligé de lutter avec plus de violence pour chasser le sang de ses cavités; si cette lutte dure longtemps, il n'y a rien d'étonnant à ce qu'il subisse quelque altération et surtout l'hypertrophie de ses parois, c'est là en effet ce que l'on rencontre le plus fréquemment.

3° L'altération cardiaque marche de pair avec la cirrhose.

Ceci se présente habituellement dans les cirrhoses alcooliques. On sait, en effet, que l'alcool exerce son influence non-seulement sur le foie, mais encore sur les organes circulatoires, par conséquent les deux altérations seront dues toutes les deux à la même cause et marcheront de pair. Quant à la maladie de Bright, nous ne voyons pas la liaison qui puisse exister entre elle et la cirrhose; nous pensons que ce n'est là qu'une simple coïncidence.

ÉTIOLOGIE.

Parmi les causes auxquelles on a attribué la cirrhose, la plus fréquente est sans contredit l'abus des boissons alcooliques. Les anciens, comme nous l'avons dit, avaient remarqué la fréquence des maladies du foie chez les individus adonnés aux excès de boissons, et Vésale (*De corp.*. *humani fab.*, lib. V, page 504) dit que les anatomistes de son époque regardaient l'ivrognerie comme pouvant amener une diminution du volume du foie. « Insignibus illis gurgitibus vini, jecus ad nucis duntaxat « volumen reduci.» Les médecins anglais de leur côté avaient si bien remarqué l'influence de l'alcool sur la production de la cirrhose qu'ils avaient appelé le foie cirrhotique *gindrinkeis liver* (foie des buveurs de gin). Tous les auteurs qui depuis se sont occupés de ce sujet ont placé l'alcool en première ligne, et M. le Dr Lancereaux (*Dict. encyc. des sciences méd.*, 1865, t. II, art. *Alcoalisme chronique*) regarde la cirrhose d'origine alcoolique comme « un type dans l'espèce. » Pour lui, elle constitue dans l'espèce une variété nettement caractérisée et distincte de toutes les autres. C'est surtout dans cette espèce de cirrhose que l'on trouve au début l'augmentation du volume du foie, à laquelle succède l'induration atrophique avec épanchement ascitique abondant (31 fois sur 35 cas ; Lancereaux, *loc. cit.*) — Frerichs (*loc. cit.*) sur les 36 individus atteints de cirrhose qu'il a observés, 16 étaient des ivrognes. Il fait remarquer en outre que cette affection est beaucoup plus commune sur les côtes de l'Allemagne septentrionale et de l'Angleterre, où les basses classes de la population boivent des spiritueux en grande quantité, que dans l'intérieur du pays où prédomine l'usage de la bière et du vin. Les alcooliques, de quelque nature qu'ils soient, ingérés dans l'estomac, sont vite absorbés, d'autant plus vite que celui-ci est plus vide, et de là, passant dans la circulation portale, ils arrivent dans le foie, sur lequel ils exercent une excitation assez grande, en vertu de la propriété irritante qu'ils possèdent par eux-mêmes. Cette excitation, se renouvelant sans cesse, finit naturellement par amener l'irritation puis l'inflammation du parenchyme hépatique, puis une hépatite interstitielle consécutive.

Budd pense que la fréquence de la cirrhose dans l'Inde est due à l'usage immodéré des condiments énergiques, tels que le curil dont les populations indigènes font usage. Nous pensons que, sans invoquer cette influence, la fréquence des hépatites dans l'Inde suffit bien pour y expliquer les cirrhoses nombreuses qu'on y rencontre.

L'inflammation des organes périhépatiques et surtout

du péritoine peut-elle être la cause de la cirrhose, ou
bien en est-elle la conséquence? A notre avis, elle peut
être l'une et l'autre. Rien n'est commun, en effet,
comme de rencontrer la péritonite, soit générale, soit
partielle, unie à la cirrhose. La séreuse péritonéale est si
facilement inflammable, qu'il n'y a rien d'étonnant à ce
qu'elle s'enflamme par le fait seul de l'hépatite; cela
est presque même une règle, tandis que son inflammation, amenant l'inflammation chronique de la fibreuse
hépatique, devra être beaucoup plus rare, vu le
peu de tendance qu'ont les fibreuses à l'inflammation.
Cependant cela n'a rien d'irrationnel, et une inflammation
du péritoine passée à l'état chronique pourra parfaitement envahir la capsule de Glisson et pénétrer avec elle
dans l'intérieur même de la glande. Frerichs dit dans
une note par laquelle il termine l'observation 33 (*loc.
cit.*, page 323) : « Autant qu'on peut en juger par l'anam-
nèse avec laquelle concordent du reste les résultats
nécropsiques, la maladie commença ici par une péritonite chronique, qui, partant du tissu unissant rétro-
péritonéal, du pancréas, de l'estomac et du petit épiploon,
se propagea jusqu'au hile du foie et à la capsule de Glisson, avec laquelle elle pénétra profondément dans le
foie. »

Certains auteurs ont encore considéré comme pouvant
amener la cirrhose, l'inflammation des différents organes
en rapport avec le foie, tels que l'estomac, le duodénum,
et l'intestin grêle. D'après Andral, l'inflammation passerait du canal intestinal aux radicules de la veine porte
ventrale, puis à la veine porte hépatique et enfin au
parenchyme. D'après M. Gubler l'inflammation passerait
du duodénum au canal cholédoque et de là aux canaux
biliaires. Nous ne savons pour notre propre compte pas

à quoi nous en tenir à ce sujet, rien ne nous paraît irrationnel dans ce mode de propagation de l'inflammation; mais, comme les altérations du canal gastro-intestinal sont à peu près constantes dans la cirrhose, nous pensons que son inflammation marche de pair avec l'hépatite interstitielle.

Nous ne reviendrons pas sur ce que nous avons dit au sujet des maladies du cœur, on a pu voir que nous les considérons sinon comme cause infaillible, du moins comme cause possible de cirrhose.

Plusieurs auteurs ont regardé les altérations des poumons comme pouvant produire la cirrhose. Becquerel a signalé la coïncidence fréquente de tubercules. Si les altérations des poumons jouaient un rôle dans la production de la cirrhose, ce ne serait que par la gêne circulatoire qu'elles apportent dans le cœur droit, gêne qui se propageant aux veines sus-hépatiques en amènerait la congestion, et par suite l'hyperémie de la glande hépatique. Nous appliquerions ici ce que nous avons dit à propos des lésions cardiaques dans l'article précédent.

Beaucoup d'observateurs ont vu la cirrhose coïncider avec la fièvre intermittente; mais y a-t-il là encore rapport de cause à effet? Comme Frerichs, nous ne voyons là qu'une simple coïncidence, et du reste l'altération du foie, dit Frerichs, consécutive à la fièvre intermittente est plutôt une atrophie chronique simple, ou parfois une infiltration colloïde, qu'une cirrhose.

La syphilis admise par les uns, M. Gubler entre autres, est rejetée par les autres, comme cause de l'hépatite interstitielle. MM. Hardy et Béhier (*Path. int.*, 2ᵉ édition, t. II, p. 529) ne voient dans la syphilis coexistant avec la cirrhose qu'une simple coïncidence, opinion acceptée

généralement aujourd'hui. Cependant Frerichs tendrai
à admettre, d'après ses observations, une certaine con-
nexion entre l'hépatite de nature syphilitique et la cirrhose proprement dite. Lorsque la cirrhose a cette origine, elle prend une physionomie particulière : l'hypertrophie du tissu cellulaire interlobulaire coexiste toujours
avec des gommes ou des cicatrices. « Elle intéresse la
substance conjonctive interacineuse et surtout les cloisons fibreuses qui émanent de la capsule de Glisson pour
gagner la profondeur du parenchyme, et de là une irré-
gularité très-marquée de la surface de l'organe, de larges
îlots, des sillons et des bosselures volumineuses qui parfois font ressembler le foie aux reins d'un jeune animal;
de là aussi une déformation notable de la glande et dans
quelques cas une atrophie qui n'est pas partout égale. »
(Lancereaux, *loc. cit.*) D'un autre côté, l'état granulé n'est
pas uniforme dans toutes les parties de l'organe, le
parenchyme est effacé par masses. On trouve même parfois, au milieu du tissu calleux, des foyers de différentes
grosseurs, habituellement de celle d'une aveline, contenant une matière jaune caséeuse, ou bien une bouil-
lie crétacée. Ajoutons à cela que l'ascite est toujours peu
développée, qu'il n'y a jamais d'ictère et que l'on trouve
ordinairement dans les autres parties du corps, aux
organes génitaux, dans la gorge, sur les os, des traces de
syphilis constitutionnelle.

Dans ces dernières années, un grand nombre de faits
ont été portés à la Société anatomique et à la Société
de biologie desquels on peut déduire que la syphilis
détermine du côté du foie, soit la production de gommes
accompagnées ou non d'hépatite interstitielle généralisée, tels sont les cas auxquels nous venons de faire
allusion, soit un épaississement pur et simple des cloisons

interlobulaires, c'est-à-dire une véritable cirrhose, dans le sens anatomique du mot (note de M. le Dr Cornil).

Le sexe ne prédispose à la cirrhose que parce que les excès de toutes sortes, les habitudes d'ivrognerie, se rencontrent beaucoup plus fréquemment chez les hommes que chez les femmes.

Enfin on l'a beaucoup plus souvent observée dans l'âge adulte. Cependant Rilliet et Barthez, ainsi que Frerichs, l'ont rencontrée chez des enfants. Ferdinand Weber (*Beitrage zur pathologischen Anat. der Neugeborenen,* 3e liv., p. 47; Kiel, 1854) l'a vue chez un enfant nouveau-né chez lequel elle était congénitale. C'était dans un accouchement gémellaire; l'un des enfants était vivant et l'autre mort-né. «Le foie de ce dernier était petit, vert brun et fortement granulé. De larges tractus de tissu conjonctif circonscrivaient des îlots inégaux et saillants formés par le parenchyme hépatique; ces îlots avaient une teinte ictérique intense. » Mais l'auteur de cette note ne dit pas si les parents étaient syphilitiques; la pigmentation jaune des cellules du foie pourrait nous le faire supposer, car elle paraît constante dans les cirrhoses syphilitiques des enfants nouveau-nés.

SYMPTOMATOLOGIE.

Dans notre description anatomo-pathologique de la cirrhose, nous avons admis deux périodes; nous conserverons cette division dans l'exposé des principaux symptômes de cette affection que nous allons essayer de tracer.

1re PÉRIODE. — La première période, appelée par quelques-uns période hypertrophique, mais qu'il est préférable, selon nous, d'appeler cirrhose au début, dénomination qui ne préjuge rien, n'a pu être souvent observée; car les troubles qui la caractérisent passent la plupart du temps inaperçus pour le malade lui-même, qui les attribue à une toute autre cause, et à moins d'affections aiguës concomittantes soit de l'organe hépatique, soit d'un autre organe, il ne vient guère consulter le médecin.

Les premiers symptômes de la maladie, principalement lorsqu'elle est due aux excès alcooliques, apparaissent du côté des voies digestives et surtout de l'estomac. Les malades se plaignent de pituites dont ils sont incommodés, particulièrement le matin, au sortir du lit; leur langue est blanche, ils ont de la flatulence, des aigreurs, des régurgitations. Les digestions sont lentes, pénibles, s'accompagnent d'un sentiment de tension à l'épigastre; parfois même il survient des vomissements. Il y a presque toujours constipation. Ces phénomènes dyspeptiques affectent une forme intermittente, disparaissent quelquefois avec assez de facilité, mais ne tardent pas à revenir. Il existe en même temps une certaine tension dans l'hypochondre droit; cette région présente de la sensibilité à la pression et devient même le siége de douleurs plus ou moins aiguës.

Si l'on explore la région hépatique, on y constate parfois une matité assez considérable; le foie est évidemment plus volumineux, mais est-on en présence d'une cirrhose ou bien d'une hypertrophie de toute autre nature? Quelques auteurs ont dit, il est vrai, qu'en enfonçant les doigts sous le rebord costal on pouvait arriver quelquefois à percevoir, dans le cas de cirrhose, l'état granuleux du foie à travers les parois abdominales, mais ce signe nous paraît plus théorique que pratique; néanmoins il est bon de l'indiquer.

Il n'y a généralement que peu ou pas de fièvre.

Lorsque ces symptômes ont duré quelque temps, la nutrition générale se trouble et les malades commencent à s'apercevoir qu'ils maigrissent. C'est là surtout ce qui les frappe. En même temps la peau prend une teinte cachectique, parfois même subictérique, remarquable surtout autour des paupières. Mais l'ictère véritable est très-rare.

Tous ces symptômes affectent une marche lente, graduelle mais continue, et c'est alors que l'affection arrive à sa seconde période, dite de cirrhose confirmée.

2ᵉ PÉRIODE. — En même temps que tous ces symptômes se produisent, le foie s'atrophie de plus en plus et devient de plus en plus difficile à atteindre. La matité hépatique diminue d'étendue dans tous les sens et peut même disparaître complétement dans la région épigastrique, par suite du retrait considérale que subit le lobe gauche. Cependant, c'est là un symptôme qui n'est pas constant, soit parce que, au lieu d'atrophie il y a hypertrophie de l'organe et par suite augmentation de la matité hépatique, soit parce qu'il peut arriver, et nous l'avons vu une fois dans le service de M. Bouillaud à la Charité chez un malade atteint de périhépatite chronique, que le foie soit refoulé par des fausses membranes très-épaisses et anciennes, en haut et en arrière, auquel cas la matité obtenue était due non plus à l'organe lui-même, mais à la présence des fausses membranes. Il peut se faire d'ailleurs que le foie soit déplacé par l'ascite, et si cette dernière remplit complétement l'abdomen, la percussion et la palpation de l'organe deviendront, sinon impossibles, du moins fort difficiles.

Le plus souvent, à cette époque, la région hépatique est

indolore, et si les malades se plaignent de douleurs, celles-ci tiennent ordinairement à quelques points de péritonite périhépatique aiguë.

Nous avons vu qu'à cette période l'hypertrophie du tissu conjonctif du parenchyme hépatique avait pour effet de produire une gêne considérable dans la circulation de la veine porte, et comme résultat une stase sanguine dans les capillaires de ce système vasculaire. Cette state sanguine, gagnant de proche en proche le tronc et les racines de la veine, produit l'hyperémie de tous les organes d'où naissent ces rameaux, c'est-à-dire des muqueuses stomacale et intestinale, d'où catarrhe chronique de l'estomac avec tension à l'épigastre, voussure à cette région par suite du séjour prolongé des aliments et des gaz qui en résultent, pyrosis, régurgitations acides et même vomissements le plus souvent composés de matières alimentaires mélangées à une assez grande quantité de mucus et d'un liquide de saveur fade ; c'est là ce qui constitue le *vomitus matinus potatorum*.

En même temps, il y a de l'anorexie, parfois si complète, que malgré leur faiblesse et leur amaigrissement énorme, les malades refusent toute nourriture. La langue est couverte d'un enduit épais, le goût est fade, pâteux, terreux ; la bouche exhale une odeur fétide.

Sous l'influence de la même cause, la muqueuse intestinale se trouve congestionnée ; il y a hypersécrétion de liquide et de mucus, d'où résultent tantôt de la diarhée si la première sécrétion diminue, tantôt de la constipation avec météorisme, si c'est la seconde.

Sous l'influence des troubles gastro-intestinaux dont nous venons de parler, la cachexie que l'on observe dans les derniers temps de la maladie devient inévitable. Plus les fonctions digestives se trouvent lésées, plus la nutrition générale se trouve atteinte, plus grande est la rapidité avec laquelle les malades perdent leurs forces, plus considérable est l'amaigrissement.

En outre, la diminution dans la sécrétion de la bile, ainsi que l'obstacle apporté à son excrétion par la compression et la destruction des conduits hépatiques, ne sont pas non plus sans influence sur la nutrition. Ajoutons à cela, qu'en supposant que les digestions se fissent encore assez bien, l'engorgement des capillaires de la veine porte ne peut que mettre obstacle à l'absorption des matières alimentaires par ces mêmes capillaires. C'est là, du reste, le seul moyen d'expliquer l'amaigrissement chez les individus dont les digestions sont restées normales jusqu'à la fin.

Les garde-robes, le plus souvent dans la première période et au commencement de la seconde difficiles, sont remplacées plus tard par une diarrhée qui, dans les derniers temps de la maladie, devient colliquative. Les matières fécales, d'abord sèches et recouvertes d'un mucus épais, prennent plus tard une teinte pâle qui devient de plus en plus marquée à mesure que l'atrophie du foie fait des progrès et que la sécrétion biliaire devient de plus en plus gênée. Cependant, elles ne sont jamais complétement pâles, car la sécrétion biliaire n'est jamais complétement anéantie, et chez presque tous les sujets qui succombent à la cirrhose, la vésicule biliaire renferme de la bile. Enfin, au dernier degré de l'affection, les selles deviennent liquides, de couleur jaune ou vert pâle et sont très-souvent sanguinolentes, par suite de la production d'hémorrhagies instestinales.

Il n'est pas rare d'observer chez les cirrhotiques des hématémèses et des hémorrhagies intestinales produites par la rupture ou l'érosion des capillaires dont les parois sont, sinon altérées, du moins affaiblies par suite des altérations que la nutrition générale a subies. Ces capillaires résistent d'une manière insuffisante à la tension plus grande qu'exerce le sang sur les parois.

C'est encore au reflux sanguin dans les racines de la veine porte, reflux se propageant aux veines hémorrhoïdales, que l'on doit attribuer la production des hémorrhoïdes que l'on observe fréquemment chez les cirrhotiques.

Nous avons signalé l'hypertrophie de la rate comme fréquente dans la cirrhose (18 fois sur 36, Frerichs). Cette hypertrophie, d'abord mécanique et due à une stase sanguine, devient plus tard une hypertrophie réelle. Quoique cette hypertrophie ne soit pas toujours considérable, on voit cependant quelquefois la rate atteindre un volume double ou triple de son volume normal.

Le symptôme le plus constant dans le cirrhose est la développement de l'ascite et de l'œdème consécutif des membres inférieurs. Au début de l'affection, l'ascite est souvent trop peu considérable pour attirer l'attention du malade; elle suit dans sa marche le développement de la cirrhose, et dès que la gêne apportée à la circulation hépatique est bien accusée, l'ascite devient parfois si considérable qu'il survient des troubles respiratoirs assez intenses pour qu'on soit obligé d'avoir recours à la paracentèse. L'évacuation du liquide n'amène d'ailleurs le plus souvent qu'un soulagement passager, et l'opération doit être répétée plusieurs fois. Nous citons, à la fin de ce travail, l'observation d'un individu chez lequel on l'a pratiquée 53 fois.

Le liquide que l'on retire, dans cette circonstance, est ordinairement séreux, clair et jaune; quelquefois, cependant, il est coloré en brun ou en vert, par le pigment biliaire, voire même en rouge par du sang. Il renferme assez souvent des flocons de fibrine coagulée, et dans ce cas il y a toujours coexistence d'une péritonite générale ou partielle. Sa composition ne diffère pas sensiblement de celle des épanchements abdominaux dus à d'autres causes, telles que les affections cardiaques, la maladie de Bright. L'ascite est ici produite par la transfusion séreuse, résultant de la pression renforcée exercée par le sang sur les parois des veines du péritoine.

Elle précède ordinairement l'œdème des extrémités inférieures, et c'est là un des caractères assez tranchés de la cirrhose, car cet œdème n'arrive ici que consécutivement à l'ascite et est dû à la compression que cette dernière exerce sur la veine cave inférieure et sur la veines iliaques. Cependant, si la cirrhose est née sous l'influence d'une maladie du cœur, il arrivera que l'œdème des membres inférieurs pourra précéder l'ascite.

Quoiqu'elle soit un des symptômes les plus constants, l'ascite peut quelquefois faire défaut. On ne saurait s'en rendre compte que par l'établissement d'une circulation collatérale qui diminue la tension du sang dans les racines de la veine porte, ou par l'apparition d'hémorrhagies abondantes.

Ajoutons à ces symptômes le développement fréquent et parfois considérable des veines sous-cutanées abdominales, développement qui, dans beaucoup de cas, doit être considéré comme l'indice de l'établissement d'une circulation collatérale.

Un fait remarquable, c'est qu'avec une semblable altération du foie, il n'y ait jamais d'ictère ; c'est à peine si les malades présentent une teinte subictérique de la peau qui est d'un jaune sale, s'ils ont les sclérotiques jaunâtres.

 4

Voici l'explication qu'en donne Niemeyer : « La bile n'est pas, dit-il, toute formée dans le sang qui se rend au foie, elle est élaborée dans les cellules hépatiques au moyen des matériaux qui y sont apportés par le sang; mais si, dans la cirrhose, il y a d'un côté compression d'un certain nombre de conduits bilaires qui amène la stase et favorise la résorption de la bile, de l'autre il y a destruction d'une grande quantité de cellules hépatiques, et par suite diminution de la quantité de bile sécrétée par l'organe. Donc, dans la cirrhose, l'ictère ne manquera jamais complétement, mais aussi ne sera jamais intense. Si l'ictère est peu intense, on conclura à la destruction d'une grande quantité de cellules hépatiques. S'il est intense, ce sera la compression des conduits biliaires qui l'emportera, surtout s'il vient s'ajouter à cette compression, soit un catarrhe des voies biliaires, soit une occlusion par des calculs. Si l'obstruction était absolue, dans n'importe quel cas, l'ictère serait intense. »

L'urine en quantité et en qualité normales au début de l'affection, devient plus rare à mesure que l'hydropisie augmente. D'une couleur rouge intense, elle laisse déposer un sédiment rouge-brique. A moins qu'il ne survienne un ictère réel, elle ne présente jamais par l'acide nitrique la réaction franchement ictérique. Elle peut parfois contenir de l'albumine, mais c'est qu'alors il y a, en même temps que l'affection du foie, une altération des reins.

Au milieu de tant de désordres, la nutrition générale est de plus en plus profondément atteinte, la peau devient blafarde, terreuse, l'appétit disparaît peu à peu, l'amaigrissement fait des progrès incessants, les forces s'en vont. Le pouls qui dans tout le cours de cette seconde période était resté petit, peu fréquent, s'accélère, de légers mouvements fébriles apparaissent. La respiration est de plus en plus gênée par l'ascite, et très-souvent une pneumonie ou une pleurésie secondaire, vient, unie à une diarrhée colliquative abondante, mettre fin à cette triste scène.

MARCHE, DURÉE, TERMINAISON.

Plusieurs auteurs, et parmi eux Becquerel, avaient admis deux formes dans la cirrhose, l'une aiguë, l'autre chronique. Becquerel assignait même à la forme aiguë une durée de cinq semaines à trois mois. Nous ne croyons pas devoir admettre cette division. Pour nous cette affection est essentiellement chronique, et il est probable que, dans les cas où la mort survient au bout de deux ou trois mois, elle est presque toujours due à une complication soit du côté du cœur, soit du côté des poumons.

Les débuts de l'affection restent le plus souvent ignorés. Les malades, en effet, ont bien éprouvé quelques dérangements du côté des voies digestives, mais si faibles qu'ils n'y ont fait aucune attention ; aussi font-ils presque toujours remonter le début de leur maladie, soit à un écart de régime, soit à l'apparition de douleurs aiguës dans l'hypochondre droit.

A partir de ce moment, les malades perdent l'appétit : leurs digestions deviennent de plus en plus mauvaises ; ils ont des vomissements, parfois mélangés de sang, ils sont constipés, ils magrissent, leurs forces s'en vont, les téguments prennent une teinte subictérique. En même temps le ventre se ballonne, l'épanchement méconnu jusqu'alors commence à leur faire éprouver de la gêne, les extrémités inférieures s'œdématient, l'ascite augmente graduellement ; et amène de la dyspnée. La diarrhée apparaît ; les malades ne mangent plus, la fièvre s'allume ; il se développe de l'emphysème, une pneumonie, dans quelques cas rares des accidents nerveux, du délire, des convulsions, du coma, puis le marasme, et enfin la mort.

Ordinairement, pendant toute la durée de cette maladie qui peut atteindre des années, les malades conservent toute leur intelligence jusqu'à la fin, sauf les quelques cas où la mort est précédée d'accidents nerveux qui n'ont toujours, du reste, qu'une très-courte durée.

De ce que nous venons de dire, resulte-t-il que la cirrhose se termine invariablement par la mort ? Oui toujours, quand elle est arrivée à sa seconde période et le plus souvent quand elle n'est encore qu'à la première. Cependant, à l'aide d'un traitement approprié et au début de l'affection, on peut, sinon arrêter complétement la marche de la maladie, du moins la ralentir quelquefois. Mais, comme il est rare que le malade vienne au début consulter le médecin, comme d'un autre côté, il est extrêmement difficile de reconnaître la nature de l'affection, les cas de guérison que l'on pourrait citer doivent être exessivement rares. Notre inexpérience en pareille matière et le manque d'observations ne nous permettent pas de citer un seul exemple authentique de guérison, et nous n'avons parlé de cette heureuse terminaison que parce qu'on en a admis la possibilité.

DIAGNOSTIC ET PRONOSTIC.

Dans l'état actuel de la science, il n'est pas possible de diagnostiquer avec certitude la cirrhose ; en effet, il n'y a pas de signe pathognomonique, et quant à l'ascite et au développement variqueux des veines sous-cutanées de l'abdomen, ce sont là des signes à peu près inséparables, il est vrai, de la cirrhose, mais que l'on rencontre également dans d'autres maladies. — Les auteurs ont donc eu raison de dire que le diagnostic de la cirrhose ne peut se faire que par voie d'exclusion.

Est-ce à dire pour cela que le médecin ne puisse pas, à un moment donné, avoir la presque conviction qu'il est en présence d'une cirrhose ? Non évidemment.

Et dabord, la cirrhose, comme toutes les affections qui atteignent profondément l'organisme, possède un facies spécial, une sorte d'*habitus corporis* qui à une période avancée de la maladie sont tout à fait caractéristiques ; la face et les membres supérieurs sont considérablement amaigris, tandis que l'abdomon et les membres inférieurs présentent un volume parfois énorme. Il y a là un contraste qui ne saurait échapper à l'observateur le moins exercé — et si, explorant l'abdomen, on trouve un foie très-petit ou un foie volumineux, si l'ascite ne trouve sa raison d'être ni dans une tumeur abdominale, ni dans une affection cardiaque, ni dans une maladie des reins, si elle a précédé l'œdème des membres inférieurs, si les veines sous-cutanées de l'abdomen présentent cet état variqueux, que Aran appelait tête de Méduse, dès lors on aura plus qu'une présomption en faveur de l'existence de la cirrhose.

La conviction du médecin se fortifiera encore, s'il apprend que le malade a longtemps abusé des alcools, s'il découvre quelques symptômes de syphilis tertiaire.

Il peut arriver cependant que le malade soit atteint d'une maladie du cœur. Eh bien, même dans ce cas, l'étude raisonnée du symptôme peut mettre le médecin sur la voie de la cirrhose; et il songera à cette affection s'il y a amaigrissement de la face et des membres supérieurs, si la digestion est profondément troublée, et enfin si l'ascite est relativement plus considérable que l'œdème des membres inférieurs.

Quelles sont maintenant les maladies que l'on peut surtout confondre avec la cirrhose ? Ce sont : l'hypertrophie du foie, le cancer encéphalique du foie et la péritonite chronique principalement.

L'hypertrophie du foie ne pourrait être confondue qu'avec la cirrhose hypertrophique ; mais, contrairement à la cirrhose, elle s'accompagne assez souvent d'ictère et succède presque toujours à des fièvres paludéennes qui ont présenté une certaine intensité.

Le cancer encéphaloïde du foie a des signes auxquels on ne peut se tromper : ictère intense et permanent, marche plus rapide, cachexie cancéreuse. Parfois on pourra sentir à la surface du foie, comme l'indique M. Barth, des tumeurs distinctes déprimées en cupules.

« La péritonite chronique est la maladie qui en impose le plus souvent ; on ne saurait assez le répéter, tant les erreurs sont fréquentes, et je dirai volontiers excusables » (Grisolle).

Cependant, si l'on a affaire à une péritonite tuberculeuse, il est rare que l'on ne trouve pas dans le poumon et quelquefois dans l'épididyme quelques lésions du même genre.

Si la péritonite est d'une autre nature, il faut se rappeler le signe sur lequel M. Grisolle insiste avec tant de raison : en palpant le ventre, on sent une rénitence, une certaine dureté ; parfois on croirait avoir une pierre sous la main.

En résumé, la certitude dans la diagnostic de la cirrhose ne relève que de l'autopsie. Mais, si l'on trouve les symptômes ordinaires de la cirrhose concordant avec des antécédents alcooliques, ou liés soit à une syphilis tertiaire, soit à une affection cardiaque, telle que nous l'avons indiquée plus haut, on pourra considérer l'existence de l'affection comme très-probable.

De tout ce que nous avons dit de la cirrhose, il résulte que le pronostic de cette affection sera toujours défavorable, et que la mort en sera la conséquence dans un temps plus ou moins éloigné.

TRAITEMENT.

Que faire en présence d'une aussi terrible maladie ? Nous sommes obligé d'avouer ici notre impuissance; tous les traitements essayés jusqu'à ce jour ont à peu près échoué.

Cependant, si la cirrhose n'en est encore qu'à sa première période, on peut essayer d'arrêter la marche de la maladie au moyen d'un traitement abortif. S'il y a tuméfaction et douleurs de la région hépatique, quelques applications de sangsues, mises aux dérivatifs sur l'intestin, pourront être utiles. Mais ici il faut donner la préférence aux purgatifs salins et mieux aux eaux naturelles de Plombières en France, Carlsbad, Sedlitz, en Allemagne. Contre les troubles digestifs, il faut prescrire une alimentation douce et simple, qui chez les individus robustes consistera en farineux de facile digestion, légumes légers; chez les individus déjà très-affaiblis, une alimentation aromatisée, mais composée de viandes d'une digestion facile. En même temps, il faut interdire d'une façon absolue l'usage des aliments excitants, des condiments et des boissons alcooliques, surtout si l'on a affaire à un ivrogne, comme c'est le plus souvent le cas; si l'on apprend que l'individu ait eu la vérole, s'il présente des traces de syphilis constitutionnelle, il faudra diriger son traitement dans ce sens et administrer l'iodure de potassium, l'iodure de fer; les malades se trouveront même bien des eaux de Salins, Bourbon-l'Archambault, Balaruc en France; Kreutznach en Allemagne, administrées en boissons et en bains.

S'il y a complication de fièvre intermittente, le changement de lieu devient indispensable, et il est probable qu'il n'y aura là qu'une hyperémie hépatique simple que l'on traitera par les dérivatifs intestinaux, rhubarbe, aloès, coloquinte à petites doses, unis aux extraits amers, aux ferrugineux, le tout joint à une alimentation nourrissante, mais d'une digestion facile.

Si cette altération se présente chez un individu habitant un climat à température élevée, il sera de toute nécessité de le faire changer de lieu, si faire se peut, et de l'envoyer dans un pays à température modérée.

Malheureusement il est bien rare que la maladie se présente à l'observation lorsqu'elle n'en est encore qu'à ses débuts; le plus souvent l'altération est déjà avancée quand le médecin est consulté, et, il faut le dire, il n'y a pas de guérison possible, trop heureux si l'on peut arriver à ralentir la marche de la maladie et à prolonger d'autant les jours du malade.

Il faut surtout s'appliquer à entretenir l'activité des fonctions digestives, au moyen des carbonates alcalins qui diminuent la viscosité des mucus gastro-intestinaux, unis aux amers (*quassia*), aux extraits aromatiques. S'il y a des nausées, vomissements, aux amers il faut joindre l'emploi d'extrait de belladone à petites doses, le bismuth; chez les ivrognes, l'extrait aqueux de noix vomique rend de bons services. Frerichs conseille l'emploi du choléate de soude dissous dans une infusion de rhubarbe ou dans une infusion aromatique, pour régulariser les fonctions de l'estomac et prévenir le météorisme. A cela il faut joindre une alimentation réparatrice d'une facile digestion.

Contre les hémorrhagies par l'estomac ou par l'intestin, il faudra mettre en usage les astringents énergiques.

S'il se produit quelques douleurs inflammatoires dans la région hépatique, il faudra les combattre surtout par les émollients, même parfois quelques sangsues, mais il faut y prendre garde, car avec la tendance aux hémorrhagies qui existe, les piqûres pourraient amener une perte de sang considérable, difficile à maîtriser.

On devra entretenir la liberté du ventre au moyen des purgatifs salins, s'il y a constipation; mais, s'il y a diarrhée, on devra chercher à l'arrêter au moyen des astringents, le colombo, le tannin.

Tant qu'à ascite, les diurétiques ne seraient là d'aucune utilité. Il vaut mieux agir sur le tube intestinal et ce au moyen des drastiques, en tant cependant qu'ils ne troublent pas trop les digestions, et ne provoquent pas une diarrhée qui n'a déjà que trop de tendance à se produire, et qu'on ne peut parfois arrêter, auquel cas il faudrait les rejeter d'une façon absolue. Si l'ascite devient trop abondante et amène une gêne trop considérable à la respiration, il ne faut pas hésiter à pratiquer la paracentèse, et ce autant de fois que son développement excessif le rendra nécessaire.

Tout cela n'empêche malheureusement pas la marche incessante de l'altération, et, lorsque celle-ci arrive à ses dernières périodes, les malades tombent dans un affaiblissement tel qu'il ne se remuent presque plus, ils sont d'une maigreur extrême, ils refusent toute espèce d'aliments, la diarrhée devient incoercible, ils tombent dans le marasme le plus complet, il ne reste plus guère alors au médecin qu'à chercher à adoucir par tous les moyens possibles les derniers moments des victimes d'une si terrible maladie.

Nous terminons ce travail en reproduisant plusieurs observations de cirrhose du foie, observations qui nous ont été commuiquées par M. le Dr Cornil et M. Kalendero, interne des hôpitaux. La dernière de ces observations est une cirrhose atropique d'origine alcoolique avec hypertrophie de l'organe, qui a été recueillie et publiée dans les *Mémoires de la société de biologie*, par M. A. Ollivier, chef de clinique des hôpitaux de Paris, et qu'il a bien voulu nous indiquer. Nous prions ces messieurs d'accepter l'assurance de notre gratitude pour l'aide qu'ils ont bien voulu nous prêter en cette circonstance.

Observation première (recueillie par M. le Dr Cornil).

Cirrhose et dégénérescence graisseuse du foie. — Hypertrophie du cœur. — Péricardite. — Rétrécissement auriculo-ventriculaire avec insuffisance. — Pleuro-pneumonie. — Hypertrophie de la rate.

La nommée B., 56 ans, cartonnière, entrée à Lariboisière le 15 janvier 1864, salle Sainte-Mathilde no 27.

Elle a eu 21 enfants, dont 2 seulement vivants. Trois fois elle a été prise de rhumatisme articulaire aigu, et depuis cinq mois elle a les jointures enflées.

Etat actuel. — Matité dans la région précordiale considérable. Bruit de souffle à la base et au 1er temps. Râles sous-crépitants au sommet gauche.

Quelques râles sous-crépitants à la base du poumon gauche en arrière.

Morte le 17 janvier.

Autopsie faite le 18 janvier.

Péricarde plein de sérosité très-abondante.

Cœur énorme, ventricules hypertrophies.

Les fibres musculaires du ventricule gauche paraissent saines.

Les valvules aortiques sont suffisantes ; vues par leur face aortique elles forment une petite boutonnière; mais il est difficile de passer le doigt; l'orifice est très-rétréci. Vues par leur face ventriculaire, elles sont recouvertes de bourgeonnements blancs jaunâtres très-durs. Les valvulves mitrales, surtout celles du côté du ventricule aortique, sont aussi le siége des mêmes incrustations verruqueuses et calcaires.

L'aorte est saine, sauf en un point ou l'on trouve une petite incrustation calcaire.

L'examen microscopique fait de ces incrustations montre : un tissu demi-transparent, dur, mais grenu, se cassant en petits morceaux. On ne voit pas de corpuscules osseux, mais des figures anastomotiques noires ou granuleuses; granulations formées surtout de carbonate de chaux.

Poumons. — Epanchement considérable dans la plèvre droite. Le lobe inférieur du poumon droit est condensé, resserré et atrophié (atélectasie par compression). Il n'est pas altéré.

La plèvre gauche est fortement adhérente. Le poumon gauche présente à son lobe inférieur, sur une coupe, des points rouges très-foncés, couleur sépia, durs, et dans d'autres de l'hépatisation fibrineuse, avec des granulations blanches ou grises. On trouve des coagulations dans les artérioles pulmonaires qui se rendent à ce lobe. Ces artérioles présentent une dégénération jaune graisseuse de la tunique interne de l'artère. Cette altération se prolonge jusque dans les plus petites divisions ayant un millimètre de diamètre.

Les noyaux apoplectiques présentent des cellules infiltrées jaunes ou avec du pigment noir.

Foie. — Est atteint de cirrhose ; il offre des granulations avec épaississement du tissu cellulaire, et un peu de dégénéressence graisseuse.

Rate. — Dure, assez grosse.

Reins. — Sont durs.

OBS. II (recueillie par M. le Dr Cornil).

Cirrhose avec dégénérescence graisseuse du foie.—Hydropisie et ascite.—Oblitération du péricarde. — Rétrécissement aortique. — Hypertrophie du cœur. — Végétations de la valvule mitrale. — Péritonite.

Le nommé P. âgé de 22 ans, commis, entré à Lariboisière le 26 janvier 1864.

ANTÉCÉDENTS. — Le 15 septembre 1863, il a été pris de rhumatisme articulaire aigu, pour lequel il entra à l'Hôtel-Dieu. Presque toutes les jointures étaient prises, petites comme grandes, avec rougeur de la peau. On lui fit des frictions et on entoura les jointures avec de la ouate.

Ce rhumatisme, accompagné de fièvre, le maintient au lit une quinzaine de jours, après lesquels il fut envoyé à Vincennes (cette attaque de rhumatisme avait été précédée d'excès de coït pendant trois semaines).

Quelque temps après sa sortie de Vincennes, il fit une rechute.

Il dit qu'à la suite de sa première guérison, il lui resta de l'étouffement et des palpitations qui augmentèrent à Vincennes.

Il vint ensuite à Lariboisière daus le service de M. Pidoux pour ses étouffements et ses douleurs articulaires, et y resta deux mois.

ETAT ACTUEL. — Il dit avoir craché deux fois du sang dans deux accès de toux. Il se plaint d'éprouver de la difficulté à monter les escaliers.

Depuis ses accès de rhumatisme, il a les jambes grosses, en effet, il a des varices et de l'œdème des jambes.

En outre il est pâle, anémique, maigre des bras sortout.

Le cœur est assez gros, non dévié. On ressent à la main une sorte de frémissement.

Il existe à la pointe un bruit du souffle avant et pendant le 1er temps.

Rien aux poumons.

Le 1er février, le malade se plaint beaucoup de son étouffement, son ventre est gros, et l'on constate une ascite assez considérable.

Le 3. Le ventre augmente de plus en plus, et la respiration devient plus gênée.

Le 3 avril, les urines examinées donnent un précipité albumineux abondant à la chaleur et à l'acide nitrique.

De temps à autre il a de la diarrhée.

Le 12 mai, il n'y a plus d'albumine dans l'urine.

Le 25. Douleurs très-vives dans le ventre, vomissements.

Le 26. Vomissements verts, douleurs extrêmement vives à la pression qui font diagnostiquer une péritonite.

Potion, rivière. — Frictions onguent napol. et belladonné.

Mort dans la soirée.

Autopsie. — Le ventre est rempli d'un liquide citrin avec des flocons de fibrine et de pus dans les parties déclives.

L'estomac est sain. Il contient de la bile.

Foie. — Le foie est cirrhotique. Les lobules de moyen volume sont en dégénération graisseuse, entourés d'un tissu de coloration rougeâtre et épais. La surface du foie est mamelonnée.

Reins. — Sont sains.

Rate. — De moyenne grosseur et un peu dure.

Poumons. — Congestionnés en quelques points; ils présentent des parties indurées à coupe rouge, laissant suinter du sang.

Cœur. — Le péricarde est complétement adhérent partout par un tissu cellulaire assez épais, organisé et difficile à détacher.

Le cœur est hypertrophié, ses parois sont épaisses. Les muscles du cœur sont rouges, de consistance ferme.

Les valvules sont saines, sauf la mitrale qui est congestionnée partout, et dont le bord libre présente de petites excroissances semi-transparentes rougeâtres.

La crosse de l'aorte permet à peine l'introduction de la première phalange de l'indicateur.

Les valvules sont saines et suffisantes. La portion ascendante de la crosse est rétrécie, et on y voit sur deux points un vestige de froissement qui ne s'efface pas complétement après qu'on a séparé l'aorte des tissus voisins pour l'étendre.

La largeur de l'aorte mesure 52 millimètres.

Obs. III (recueillie par M. le Dr Cornil).

Cirrhose hypertrophique du foie. — Hématémèses. — Hémorrhagies intestinales. — Pneumonie au troisième degré. — Hypertrophie de la rate.

Le nommé L., âgé de 45 ans, tailleur de pierres, entré à l'hôpital Lariboisière le 7 juin 1864.

Antécédents. — Depuis cinq ans il dit avoir vomi 5 à 6 fois du sang Les premières gorgées étaient composées de sang caillé, les autres seulement rouges. Il a habituellement très-peu d'appétit, la viande ne passe pas, mais le vin passe bien. Le soir il sent qu'il ne peut manger.

Après s'être couché sur les dix heures, il remplit son pot de nuit de sang rouge caillé, mais sans effort; les vomissements reviennent presque chaque nuit.

Le 4 juin il a quitté son travail à neuf heures du matin; se sentant pris de frisson, il est rentré chez lui. Il ressentit un point de côté dans les fausses côtes droites en avant, en un point qu'il indique bien, point dans lequel on sent au palper une tumeur formée par le foie.

Le soir, il eut une selle rougeâtre ou noirâtre semblant contenir du sang. Depuis ce temps il a gardé le lit, ressentant une oppression extrême sans sommeil.

Quand il se lève, il ne peut se tenir sur les jambes.

ETAT ACTUEL. — Langue blanchâtre et rouge à la pointe.

Pouls à 124, fort, vibrant. — Peau très-chaude.

Il éprouve des tremblements. En même temps il lui monte des chaleurs au front. Ces frissons le prennent 15, 20 fois dans la nuit, toutes les fois qu'il se découvre un peu.

A la percussion, le foie semble un peu remonté du côté droit, mais fortement descendu à l'épigastre. Du côté droit, on sent une tumeur à bord inférieur convexe, qui semble être le foie. C'est en cet endroit du reste que le malade rapporte le siége de sa douleur. La percussion de la poitrine ne fait rien reconnaître d'anormal. 48 respirations à la minute. Râles sous-crépitants et vibrants, ronflants, mais sans bruit de souffle, des deux côtés. Crachats mucoso-purulents. La face est fatiguée. Il ne peut rester longtemps couché sur le côté droit.

Le 8 juin, dilatation des veines sous-cutanées abdominales. La même tumeur formée par le foie se reconnaît toujours bien; le ventre est gros. Battements épigastriques, et de la pointe du cœur. Respiration toujours difficile; langue sèche; rien au cœur. En deux points, du côté gauche et du côté droit, outre les râles muqueux et ronflants, on entend la respiration soufflante. Son urine est rouge-brun, laissant un dépôt abondant.

Ventouses scarifiées et sèches sur le côte. Mort dans la nuit.

AUTOPSIE faite le 10 juin.

Cœur. — Normal.

Poumons. — Lobe inférieur du poumon droit hépatisé, extrêmement friable. Sa surface est lisse, on la déchire facilement. La surface de la coupe est grise, granuleuse, laisse suinter beaucoup de pus.

Le poumon gauche présente seulement de l'œdème et de la congestion œdémateuse du lobe inférieur.

Foie. — Le foie est gros, déborde de plusieurs travers de doigt les fausses côtes. Sa coloration est jaune cuir de botte. La surface est granuleuse. Les granulations sont de la grosseur d'une lentille à celle d'un petit pois, bien arrondies et saillantes. La coloration de ces granulations est jaune.

Il existe aussi à la surface du foie des plaqus cicatricielles déprimées. Sur une coupe de foie, on voit de grosses granulations qui peuvent s'énucléer et sont séparées par des tranches de tissu conjonctif peu épais.

Les veines sont perméables. La vésicule biliaire est remplie d'une bile peu visqueuse, qui coule facilement dans le duodénum.

L'estomac est très-congestionné, sa muqueuse présente des arborisations vasculaires variqueuses des veines.

La rate est énorme, molle, sans infarctus ni hémorrhagie.

Les reins sont gros et congestionnés sans altération bien visible.

Obs. IV (Recueillie par M. le Dr Cornil).

Cirrhose du foie. — Ictère. — Hypertrophie de la rate. — Hématémèses. — Ascite. — Péritonite.

Le nommé G., âgé de 48 ans, marchand des quatre saisons, entré à l'hôpital Lariboisière le 2 août 1864.

ANTÉCÉDENTS. — Il dit n'avoir jamais eu la vérole. Il y a quinze ans, il buvait beaucoup de vin et d'eau-de-vie.

Depuis deux mois il est devenu ictérique. Il a vomi trois fois du sang, après avoir mangé il n'a pas d'envies de vomir, ni de renvois.

Il dit avoir eu des boutons sur les jambes.

ÉTAT ACTUEL. — Il y a de l'ictère et de l'ascite. Les chevilles sont enflées. La langue est blanche. Il est très-amaigri. Mort le 16 août.

AUTOPSIE. — Faite le 17 août.

Poumon droit. — Un peu d'emphysème et de congestion.

Poumon gauche. — Adhérence de la plèvre. Au sommet sorte de réseau blanchâtre formé par les cloisons des lobules très-épaissies, quelques points analogues très-limités et peu nombreux dans le reste du lobe inférieur.

Cœur. — Epanchement citrin peu abondant dans le péricarde, cœur pâle à la coupe, d'ailleurs normal.

Aorte. — Suffisante.

Péritoine. — Considérablement épaissi partout, mais surtout au mésentère ; autour du foie et du feuillet pariétal on trouve des granulations de la grosseur d'un grain de chènevis, blanchâtres.

Epanchement jaune séreux dans la cavité abdominale.

Estomac. — Distendu, Les parois en sont saines ; il contient beaucoup de gaz et un peu de liquide noirâtre semblable à l'encre très-épaissie.

Intestins. — Sains.

Foie. — Adhérences entre le foie et le diaphragme. Foie petit, bosselé, très-dur, criant à la coupe. Sa surface est de couleur gris verdâtre. A la coupe, son tissu est jaune paille, offrant à l'œil un pointillé jaune oranger clair, formé par des granulations de la grosseur d'une épingle, séparées par des cloisons de tissu fibreux encore peu épaisses, mais très-sensibles. Le tissu est dur, ne se laissant pas enfoncer par le doigt.

Là vésicule biliaire a les parois épaissies. Elle contient un liquide noir verdâtre très-épais. Les canaux biliaires sont perméables.

Rate. — De couleur d'ardoise, foncée extérieurement, Hypertrophiée, son grand diamètre mesure 22 à 25 centimètres environ. A la coupe son tissu est rouge-vif, diffluent.

Reins. — Sains.

Vessie. — Saine.

OBS. V (receuillie par M. le Dr Cornil).

Cirrhose du foie d'origine alcoolique. — Gastrite. — Hématémèses. — Emphysème pulmonaire.

Le nommé J., âgé de 63 ans, typographe, entré à l'hôpital Lariboisière le 30 août 1864.

ANTÉCÉDENTS. — Son père avait eu une maladie semblable. Autrefois il avait l'habitude de boire, mais depuis sept ans il ne boit presque plus. Depuis extrêmement longtemps, il souffre tous les hivers. Il n'a jamais craché de sang. La respiration est courte. Il se plaint de faiblesse dans les jambes, qui ont été enflées il y a un an. Il n'a jamais eu de palpitations. Depuis deux ans et peut-être plus il digère mal. Il a perdu l'appétit et vomit souvent après avoir mangé, deux ou trois heures après son repas. Depuis trois ans, sans avoir d'autres signes de dyspepsie il éprouvait des douleurs d'estomac qu'il compare à des déchirements. Depuis deux ans, il s'est aperçu qu'il commençait à maigrir. De temps à autre il éprouvait du mieux. Il y a six mois, il a été obligé d'interrompre son travail; aux douleurs d'estomac qui ont toujours persisté, sont venues s'ajouter des douleurs lombaires très-vives. Le lait chaud était bien supporté. Il a eu des vomissements couleur marc de café, mélangés de sang rouge.

AUTOPSIE. — Faite le 23 octobre.

Amaigrissement général. Le ventre contient un peu de sérosité limpide. Il n'y a pas de développement anormal des veines sous-cutanées abdominales ni des petites veines du cordon ombilical. — Adhérences de la plèvre, partielles et celluleuses des deux côtés. La plèvre pulmonaire, en outre, est très-notablement épaissie, surtout au lobe inférieur du poumon gauche.

Les poumons sont très-gros, emphysémateux partout, mais principalement au lobe inférieur droit, à la partie antérieure du lobe supérieur gauche et au bord inférieur des lobes inférieurs.

Dans les parties où l'emphysème est le plus prononcé, on voit des bosselures sous-pleurales pleines d'air, allant jusqu'au volume d'une noix. On reconnaît que ce sont bien là des vésicules d'emphysème vésiculaire, parce qu'après avoir enlevé une mince membrane transparente qui n'est autre chose que la plèvre normale, elle ne s'affaissent pas, et même on aperçoit sur celles qui ne sont pas aussi minces des placés ardoisées pigmentées dans la paroi de ces vésicules, ce qui prouve bien que leur paroi est formée par le tissu pulmonaire.

La plus grande partie des deux poumons est œdémateuse. Ils ne s'affaissent pas à la coupe, qui est de coloration verdâtre, très-riche en sérosité spumeuse. Le cœur est un peu plus gros que normalement, sans hypertrophie cependant ni dilatation appréciable. Les valvules en sont saines.

Foie. — Le foie très-petit, bosselé à sa surface, est adhérent. Les granulations sont de la grosseur d'un grain de chènevis. Il présente à la coupe des lignes, des cloisons rouges. Sur une coupe, les lobules sont jaunes, leur périphérie est rouge. Il est imposible d'écraser ni d'enfoncer le doigt dans son tissu.

Estomac. — La muqueuse est mamelonnée, présentant de petits points rouges ecchymotiques. Il est distendu.

Reins. — Normaux.

Obs. VI (recueille par M. le Dr Cornil).

Cirrhose atrophique du foie d'origine alcoolique avec dégénérescence graisseuse et ictère, terminée par une pneumonie. — Péritonite.

Le nommé M....., âgé de 43 ans, laveur de vaisselle, entré à la Charité le 30 janvier, est un homme petit et fort, d'une bonne constitution, d'un tempérament sanguin.

Il est malade depuis quatre jours ; il dit n'avoir jamais eu de gourmes ; quelquefois cependant il avait les yeux rouges. Il s'enrhume facilement, tous les hivers plus ou moins, sue beaucoup, a toujours les pieds froids. Il n'a jamais eu de rhumatismes ; pas de maux de tête. Parents bien portants ; mère morte de pneumonie et père mort enragé. C'est un buveur ; il ne s'est arrêté, dit-il, que manque de fonds. Il était enrhumé depuis les premiers froids, mais il va mieux. Après des froids répétés, il perdit l'appétit samedi et dimanche.

Dans la nuit du dimanche au lundi, il fut pris de douleurs assez vives dans le côté droit de la poitrine, surtout en bas, au niveau des attaches du diaphragme jusqu'à la ligne médiane. (Il avait déjà eu une pneumonie il y a trois ans, et à la suite d'une saignée faite à cette occasion un phlegmon du bras, dont il porte encore les traces.) Pas de frisson ; fourmillement dans les jambes. Il n'a pas craché de sang.

Ces trois derniers jours il a eu de la fièvre, laquelle le prenait surtout le soir et durait une partie de la nuit. La percussion ne donne rien en arrière ni en avant. La palpation sur les dernières côtes est douloureuse, mais ne l'est pas entre les attaches du sterno-mastoïdien.

A l'auscultation, on entend des râles sous-crépitants, fins et secs à l'inspiration et à l'expiration, sans souffle évident dans l'aisselle ni dans les parties moyenne et inférieure du poumon droit ; fièvre ; peau recouverte de sueur ; langue blanche, rouge à la pointe ; pas d'appétit; crachats de coloration jaune-orange, mousseux et assez liquides.

Le 31 janvier. Coloration ictérique de la peau et des conjonctives. C'est alors qu'en l'interrogeant on apprend qu'il aime à boire et ne s'arrête que par le manque d'argent. Rien à la percussion dans la poitrine ; quelques râles crépitants à l'inspiration et à l'expiration, mais surtout à l'inspiration et seulement dans l'aisselle. — Ipéca, julep diacodé. — Le foie déborde à peine les fausses côtes.

Le 1ᵉʳ février. De gros râles crépitants dans l'aisselle, à l'inspiration seulement, font diagnostiquer un point de pneumonie.

Le 2. Le soir, point de côté très-fort à droite ; crachats, les uns visqueux, les autres jaunes comme s'il y avait de la bile ; râles crépitants en arrière et en avant, très-manifestes, avec un peu de souffle quand il tousse. — Julep, extrait thébaïque, vésicatoire.

Le 3. La bulle de son vésicatoire est jaune, mais ne contient pas de matière colorante. Il ne dort pas beaucoup, a de l'agitation, les pupilles dilatées ; râles crépitants fins à la fin du bruit de souffle que l'on entend au sommet droit.

Le 4. Le maximum du souffle s'entend à la partie moyenne du poumon droit, en arrière ; mais il existe presque dans tout le poumon. On entend des râles crépitants en haut et en bas. Diminution du son à la percussion, au sommet du poumon droit. 112 pulsations.

Le 5. Gros râles crépitants presque partout et surtout en arrière. Le souffle prédomine partout. Il a sué toute la journée. Le soir il n'a presque pas de fièvre ; il est moins oppressé. Les crachats viennent mieux; ils sont spumeux, et le sang leur donne une coloration jaune-rouge, qui pourrait faire penser à de la matière colorante de la bile ; mais l'acide nitrique n'y détermine pas de coloration verdâtre.

Le 6. On entend du souffle et rien autre chose en arrière de la poitrine. 112 pulsations.

Le soir, on entend du souffle dans la portion moyenne et en arrière seulement. Au sommet et à la base, on entend de gros râles de retour avec un timbre éclatant.

Le 7. Mêmes symptômes. De gros râles en bas ; souffle tubaire partout. — Julep, extrait thébaïque, 0 gr. 30.

On entend à gauche le retentissement du souffle qui existe à droite.

Le 8. Pas d'appétit ; langue blanc jaunâtre en dessus, rosée aux bords ; crachats spumeux, assez liquides, de couleur jaune ou jaune orangé. — Julep, extr. théb., 0,05.

Le soir, un peu de mieux.

Le 9. Souffle en arrière, quelques râles seulement. La figure est fatiguée, jaune ; les ailes du nez pincées ; langue rosée avec un enduit jaune ; crachats très-abondants. — Vésicatoire.

Le 10. Toujours du souffle, pas de râles ; fièvre ; pouls petit.

Le 11. Grande faiblesse ; figure pâle, toujours jaune ; langue blanche jaunâtre ; souffle tubaire dans presque toute la hauteur du poumon droit, en avant et en arrière ; pouls 100, faible, petit ; diarrhée, douze selles dans la nuit. — 1/4 de lavement laud., 10 gouttes ; bouillon, potage.

Le 12. 92 pulsations ; peau recouverte de sueur ; la physionomie paraît meilleure ; crachats muqueux et rosés. État général meilleur. Diarrhée continue, douze selles.

Le 13. 116 pulsations ; nuit agitée ; douze selles en diarrhée, contenant du sang et des glaires ; souffle moins fort en avant ; très-agité sans cependant délirer.

Le 14. Crachats moins abondants, très-visqueux ; agitation très-grande ; deux selles seulement ; ballonnement considérable du ventre; affaiblissement général très-grand ; souffle et râles crépitants ; toujours jaune.

Le 15. Pouls extrêmement petit; étouffement ; ailes du nez pincées; râle crépitant, fin en arrière ; diminution du souffle ; teinte jaune; trois selles ; crachats visqueux et purulents, quoique un peu plus gris; ils ne contiennent plus de sang.

Le 16. Le soir, mort à quatre heures, après avoir vomi beaucoup ; ventre toujours ballonné.

Autopsie. — Avant l'ouverture de l'abdomen, tympanite au milieu et matité à la périphérie de l'abdomen.

La paroi abdominale enlevée, on arrive sur le grand épiploon extrêmement injecté et bourgeonnant, recouvrant toute la masse intestinale jusque sous l'arcade sous-pubienne.

Le grand épiploon soulevé est épais et couvert de bourgeons charnus.

Les gros et petit intestins sont distendus, et entre leurs anses on trouve des dépôts fibrineux, albumineux, des fausses membranes jaunes non encore organisées.

Il y a du pus dans tout le péritoine, mais surtout entre le foie et le péritoine diaphragmatique, où il est enkysté en plusieurs endroits.

La capsule fibreuse du foie est épaissie, surtout sur la face convexe, où elle est recouverte de pseudo-membranes; sous la capsule fibreuse existent des granulations que l'on retrouve dans la substance même du foie.

A la la coupe du foie, on constate une grande dureté de son tissu, que l'on ne peut enfoncer avec le doigt.

La couleur de la coupe est jaune foncé rougeâtre avec des points plus jaunes. Sur cette coupe, on voit des îlots ayant de 1/4 à 1/2 centimètre de diamètre, contenus dans une coque fibreuse, dont on peut très-facilement les énucléer avec l'ongle.

Les îlots du foie sont envahis par des masses de globules de graisse très-gros; il y a proportionnellement moins de graisse dans les cellules hépatiques qui ne sont pas sensiblement altérées.

Une de ces grosses granulations est composée de plusieurs îlots du foie, et, en en faisant une coupe fine, on voit parfaitement ces îlots entourés de leur cercle vasculaire et des vaisseaux biliaires pleins de bile.

Le poumon droit présente, dans presque toute son étendue, une hépatisation rouge ou grise. Sur la surface des coupes de l'hépatisation rouge, on voit de petites granulations rosées se détacher sur le fond rouge hépatisé. Ces granulations sont formées par les cellules pulmonaires entourées de vaisseaux. Dans les cellules pulmonaires on trouve de l'épithélium du poumon, des noyaux inflammatoires et de grandes cellules contenant du pigment granuleux.

A l'extrémité des bronches, on trouve de petits foyers purulents.

A la base de ce poumon existent des tubercules contenus dans une enveloppe fibro-calcaire, entourée elle-même par du tissu pulmonaire riche en pigment noir.

Obs. VII (recueillie par M. Kalendero, interne des hôpitaux).

Cirrhose avec hypertrophie au début, puis atrophie du foie. — Ascite, 53 ponctions.
— Péritonite périhépatique. — Hypertrophie de la rate. — Hypertrophie du cœur.

Le nommé B....., âgé de 56 ans, cocher, entré à la Pitié le 1er mars 1865.

Antécédents. — Toujours bien portant. Pas de rhumatismes. Parents morts vieux. Pas de tuberculeux dans la famille.

La maladie débuta vers 1855. Excès à cette époque de boissons, et principalement de vin blanc. Jamais il ne buvait d'alcool..

Sa maladie débute par de la lassitude, de la céphalalgie, des douleurs dans les reins. — Au bout de peu de temps, il y eut amaigrissement et gonflement du ventre tenant à un épanchement (ascite) considérable dans l'abdomen. Jamais, jusqu'à ce jour, il n'avait offert de signes de tuberculisation pulmonaire. Il entra à l'hôpital Lariboisière; on lui fit une ponction pour donner écoulement au liquide, et au bout de vingt-deux jours il sortit. Quinze jours après, l'épanchement abdominal s'étant reproduit, il rentra à l'hôpital; on lui pratiqua une seconde ponction, après laquelle il demanda sa sortie.

Il se fit traiter chez lui pendant deux ans pour une affection du foie, lequel était gros.

Jamais, dit-il, on n'avait rien observé d'anormal du côté de la poitrine.

Au dire donc du malade, le premier diagnostic porté avait dû être celui de *cirrhose du foie*.

Au bout de deux ans, il rentra à l'hôpital, mais cette fois à Beaujon, dans le service de M. Béhier, puis M. Fremey. M. Béhier le traita toujours pour une cirrhose du foie.

A cette époque, il avait les jambes enflées. Jusqu'à sa sortie, on lui pratiqua 44 fois la paracentèse.

En 1860, il était redevenu aussi fort, aussi robuste qu'avant, et avait repris ses occupations, ce qui permettait de regarder sa guérison comme certaine.

Au mois de février 1865, son ventre gonfla de nouveau, en même temps il fut pris de fièvre et de toux.

1er mars 1865, entré dans le service. M. Matice constata pour la première fois des tubercules au sommet des poumons, des craquements, de la respiration soufflante, etc. En même temps, il constata une ascite due à une péritonite tuberculeuse ; pas de cirrhose suivant lui.

Depuis son entrée, on lui fit 9 ou 10 ponctions. L'état général du reste n'était pas trop mauvais.

Le 22. Depuis dix jours, le malade a de la diarrhée, un affaiblissement très-grand ; depuis la veille surtout de l'affaissement, de la somnolence, du délire ; ses actions ne sont pas raisonnées ; il parle, il veut se lever. Cependant la mobilité et la sensibilité sont conservées.

Le 26, il succombe.

Autopsie. — Trois ou quatre tubercules au sommet du poumon droit. Hypertrophie du *cœur* avec épaississement des valvules auriculo-ventriculaires, sans rétrécissement ni insuffisance marquée.

Abdomen. — On trouve les traces d'une péritonite chronique ; des fausses membranes agglutinent les anses intestinales entre elles ; d'autres fausses membranes recouvrent la face inférieure du diaphragme ; d'autres enfin enveloppent la face supérieure du foie, lui forment une véritable carapace, ainsi qu'à la rate. Les fausses membranes sont unies, dures, comme fibreuses, criant sous le scalpel.

Rate. — La rate est hypertrophiée ; elle a trois fois son volume normal.

Foie. — Petit, ratatiné ; son tissu demi-dur, se laissant difficilement enfoncer avec l'ongle ; il est granuleux à la coupe, avec éléments de tissu lamineux développés dans son intérieur. Il ne présente pas de tubercules. Les ganglions abdominaux ne sont pas tuberculeux. Rien dans le tube digestif. Sérosité dans les ventricules cérébraux. Légère congestion de la substance cérébrale.

Examen microscopique. — Foie. — Les cellules hépatiques granuleuses contiennent des granulations nombreuses et quelques noyaux de graisse. Entre les lobules et les cellules, on aperçoit des éléments de tissu lamineux à différents degrés de développement. Dans la trame cellulaire dominent les corpuscules et noyaux de tissu conjonctif. Les vaisseaux et les voies biliaires ne sont pas altérés.

A la surface du foie, on rencontre de petits kystes contenant des cristaux de cholestérine, d'acide stéarique et du pigment.

L'enveloppe péritonéale du foie présente les altérations de la péritonite.

Obs. VIII.

Cirrhose hypertrophique du foie d'origine alcoolique, par M. le Dr Aug. Ollivier
(Mémoire de la Société de biologie, 1865, 4e série. T. II, p. 210).

La nommée S....., couturière, âgée de 30 ans, entrée à l'Hôtel-Dieu, salle Saint-Antoine, n° 27 (service de M. Grisolle), le 10 novembre 1865.

Née de parents bien portants, elle a presque toujours elle-même joui d'une bonne santé. A aucune époque elle n'a présenté de manifestations scrofuleuses ou rhumatismales. Elle eut un enfant à l'âge de 19 ans et quitta alors sa famille pour aller vivre à Paris. Depuis cette époque elle se livra fréquemment à des excès de boisson (vin, eau-de-vie, bière). A la suite de ces excès elle éprouvait un peu de tremblement des mains pendant vingt-quatre ou quarante-huit heures ; elle avait aussi une légère *pituite* qui durait quelques jours, mais jamais elle n'eut de véritable attaque de delirium tremens ; en outre son sommeil était bon et ne s'accompagnait point de ces rêves particuliers aux ivrognes. Disons enfin que jamais non plus elle n'eut d'accidents syphilitiques ; un examen attentif ne révéla aucune trace d'accidents de ce genre.

Il y a deux mois, elle éprouva pour la première fois une sensation de pesanteur, puis une douleur dans l'hypochondre droit et la région épigastrique ; son ventre devint plus dur et augmenta graduellement de volume, au point de rendre la marche très-gênée. Ce fut alors qu'elle se fit conduire à l'Hôtel-Dieu, et voici dans quel état on la trouva le 10 novembre au soir : embonpoint considérable dû bien plus au tissu adipeux qu'au développement des masses musculaires ; coloration blanchâtre, comme cireuse, de tout le tégument externe ; pas de teinte ictérique des conjonctives. Langue humide et non couverte d'enduits ; soif assez vive, perte d'appétit, mais ni nausées ni vomissements ; garde-robes régulières ; ventre très-développé, ballonné ; sensation de pesanteur dans l'hypochondre droit et la région épigastrique. La malade n'accuse de véritable douleur que lorsqu'on pratique la palpation ou la percussion. Le bord supérieur du foie remonte jusqu'à 1 centimètre environ au-dessous du mamelon ; son bord inférieur descend jusqu'à une ligne transversale passant à trois travers de doigt au-dessous de l'ombilic. En déprimant la paroi abdominale, on peut suivre le bord du foie qui se prolonge vers l'épigastre et même un peu vers l'hypochondre gauche. La palpation ne révèle aucune bosselure du foie qui donne une sensation de résistance bien accusée. Le météorisme permet difficilement de mesurer avec exactitude les dimensions de la rate, qui néanmoins ne semble point augmentée. L'urine est trouble, mais ne contient point d'albumine ; on ne rechercha pas s'il y avait du sucre. Les appétits vénériens sont peu développés. Pouls à 100, régulier. Rien de particulier du côté du cœur. Respiration, 44; murmure vésiculaire un peu rude ; pas de toux, pas d'épistaxis. Anesthésie et analgésie presque complète à la face interne des cuisses. Si l'on presse fortement les masses musculaires en ces points, la malade ressent un peu de douleur. Il existe aussi, mais à un moindre degré, de l'anesthésie et de l'analgésie aux parois abdominales et au devant du sternum. La vue, l'ouïe, l'odorat et le goût sont intacts ; l'intelligence nette ; légère céphalalgie frontale ; absence complète de phénomènes ictériques. En présence d'une pareille augmentation de volume du foie, qui ne paraît pas ancienne, M. Grisolle prescrit des douches froides ; mais, au bout de cinq à six jours, la malade est prise d'un mouvement fébrile et présente tous les signes d'une bronchite assez intense. Les douches sont supprimées. Les râles, sibilants et ronflants, deviennent plus abondants et la dyspnée plus considérable.

Le 25 novembre. Indépendamment des râles de bronchite on constate de l'obscurité du son, quelques râles crépitants, un peu de souffle en arrière et à droite, expectoration muqueuse, non sanguinolente.

Le 29. Les mêmes phénomènes locaux persistent, la toux est quinteuse et provoque un vomissement. Pouls à 130 ; respiration très-accélérée. On applique des ventouses scarifiées, puis un vésicatoire en arrière et à droite de la poitrine. — Emétique en lavage.

Le 1er décembre. Oppression très-grande ; toux fréquente, crachats muqueux et aérés ; râles sibilants et ronflants disséminés dans toute la hauteur des deux poumons ; le souffle et les râles crépitants persistent en arrière et à droite, mais il n'y a que de la submatité. Une garde-robe non diarrhéique.

Le 3. La gêne de la respiration est encore plus grande que les jours précédents ; mêmes signes à l'auscultation et à la percussion. La face est un peu cyanosée et les extrémités sont refroidies. La malade tousse beaucoup et prend de plus en plus une teinte asyhyxique. Mort subite à quatre heures du soir.

Autopsie. — Quarante heures après la mort et par une température froide. Le crâne n'est pas ouvert.

Thorax. — Pas de liquide dans les plèvres. Les poumons sont libres d'adhérences ; tous les deux sont le siége d'une forte congestion qui cependant est beaucoup plus prononcée dans le lobe moyen du poumon droit. A l'incision, il s'écoule une grande quantité d'un liquide sanguinolent ; on ne découvre aucun noyau d'apoplexie, ni aucune trace d'hépatisation. Du reste le tissu pulmonaire plongé dans l'eau surnage facilement. Les bronches sont remplies d'un mucus jaunâtre et sanguinolent. Leur muqueuse, examinée aussi loin que possible, présente une coloration rouge presque uniforme.

Le *péricarde* ne contient pas non plus de liquide. Le cœur a son volume normal, mais il est entourré d'une couche adipense assez épaisse, véritable surcharge graisseuse. Le tissu propre de l'organe a sa coloration habituelle, et l'examen microscopique ne rélève l'existence que de quelques granulations graisseuses dans la fibre musculaire. Les orifices artériels et auriculo-ventriculaires ne sont pas altérés. Dans le ventricule droit existe un caillot fibrineux, blanc jaunâtre, partant des colonnes charnues et se prolongeant dans l'artère pulmonaire dont il suit la bifurcation, il conserve encore le caractère fibrineux dans une étendue de 8 à 10 centimètres, puis devient noirâtre ; sa consistance n'est pas grande et au microscope on n'y découvre que des granulations fibrineuses ; on trouve également un peu de sang dans le ventricule gauche, mais ce sang est fluide et noir.

Abdomen. — Pas de liquide ascitique.

Le foie occupe la plus grande partie de l'abdomen et refoule les intestins en bas et à gauche. Il présente une coloration jaunâtre, et est remarquable par une consistance insolite. Son poids est de 3 kil. 1/2. Voici ses dimensions : longueur, 35 centimètres ; largeur, 28 centimètres ; épaisseur, 19 centimètres. La surface du lobe droit est lisse, mais celle du lobe gauche est inégale, et offre de petites saillies ayant la forme de granulations.

L'examen microscopique fait avec le concours de M. le Dr Ranvier, nous montre à un faible grossissement les lobules hépatiques séparés par des intervalles assez considérales. Un plus fort grossissement permet de constater que ces intervalles sont remplis par du tissu conjonctif proliféré et riche en noyaux et cellules de nouvelle formation. Les cellules hépatiques ne sont pas déformées, mais elles renferment un certain nombre de gouttelettes graisseuses. Il n'existe pas de graisse libre en dehors des cellules hépatiques. — L'iode et l'acide sulfurique ne donent pas la réaction caractéristique de la dégénérescence amyloïde.

La vésicule biliaire est assez distendue ; la bile qu'elle contient présente tous ses caractères normaux ; les conduits biliaires sont intacts. La rate est congestionnée et de consistance assez ferme ; ses dimensions sont : hauteur, 16 centimètres ; largeur, 11 cent. ; épaisseur, 4 cent. Les reins ont l'aspect normal, et l'examen microscopique n'y révèle aucune altération. Enfin il n'y a rien à signaler du côté des organes génito-urinaires. Il s'agit évidemment d'une cirrhose caractérisée par la consistance insolite du foie, l'aspect granulé d'une partie de cet organe, et surtout par la prolifération du tissu connectif entourant les acini hépatiques. De plus, il s'agit d'une cirrhose de date récente, comme le prouvent à la fois les commémoratifs et l'examen anatomique.

La malade fut prise il y a deux mois, pour la première fois, d'une sensation de pesanteur dans l'hypochondre droit ; on peut donc rapporter à ce moment le début de l'affection hépatique qui ne fit ensuite que progresser avec une grande rapidité. D'une autre part l'examen microscopique révéla dans les intestins des éléments anatomiques qui

n'étaient encore que cellulaires, et dont le développement par conséquent ne remontait pas à une époque éloignée.

Signalons encore dans cette observation l'augmentation de volume
du foie, qui était si considérable qu'à un examen superficiel on pouvait
croire tout d'abord à une simple dégénération graisseuse sans cirrhose
concomitante. Or le doute n'est pas possible ici, comme nous l'avons
vu plus haut. Quant aux granulations graisseuses qui infiltraient les
cellules hépatiques, leur existence n'a rien d'extraordinaire, d'abord
parce que la malade se livrait à des excès alcooliques, ensuite parce que
la coïncidence des deux dégénérescences n'est point un fait rare.« Dans
près de la moitié des cas de cirrhose soumis à mon observation, dit
Frerichs (*Traité des maladies du foie et des voies biliaires*, 2e édition
1866, p. 295), j'ai reconnu la coïncidence d'une dégénérescence graisseuse des plus prononcées. Cette dégénérescence peut la plupart du
temps être attribuée aux troubles nutritifs que l'inflammation chronique
fait subir à la glande.»